JN451222

어떻게 하면 의학을 잘할 수 있을까?

창의의학 입문

어떻게 하면 의학을 잘할 수 있을까?

친한 교수님의 연구실

_ 창의의학 입문

김수기 지음

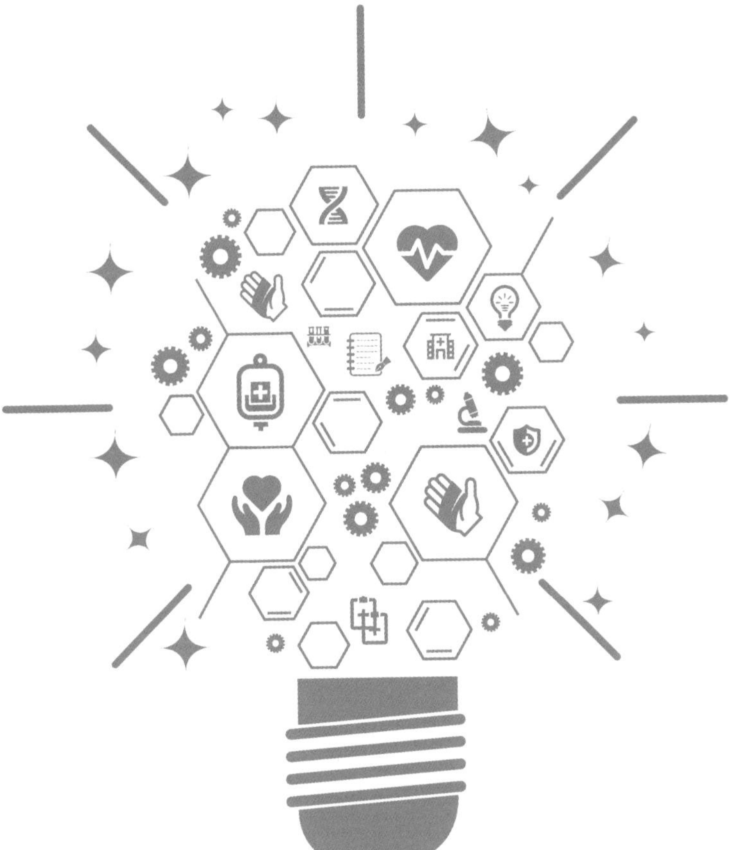

연세대학교 대학출판문화원

어떻게 하면 의학을 잘할 수 있을까?

창의의학 입문

저　　자 김수기
펴 낸 곳 연세대학교 대학출판문화원
주　　소 서울시 서대문구 연세로 50
전　　화 02) 2123-3378~80
팩　　스 02) 2123-8673
이 메 일 ysup@yonsei.ac.kr
홈페이지 http://press.yonsei.ac.kr
등　　록 1955년 10월 13일(제9-60호)
인　　쇄 (주)화신문화

2020년 8월 28일 1판 1쇄
ISBN 978-89-6850-428-0 (93510)

값 12,000원

이 도서의 국립중앙도서관 출판예정도서목록(CIP)은 서지정보유통지원시스템 홈페이지(http://seoji.nl.go.kr)와 국가자료종합목록 구축시스템(http://kolis-net.nl.go.kr)에서 이용하실 수 있습니다. (CIP제어번호 : CIP2020034435)

머리말

의학은 방대하고 체계가 복잡한 고도의 학문이다. 의학도에게는 의학 자체가 고문으로 다가올 정도로 평생을 공부해야 하며, 새로운 지식을 받아들일 준비가 기꺼이 되어 있어야 한다. 저자는 의학의 초심자들이 "어떻게 하면 의학을 잘 할 수 있을까?" 라는 의문을 갖고 다양한 교육 방법을 연구 및 시도한 끝에 2014년도에 "창의의학 입문"이라는 수업을 의예과 2학년에 열게 되었고 현재까지 계속 성공적으로 진행하고 있다.

이 수업은 한마디로 의학을 잘하는 필요한 생존 기술/필살기를 알고 실습하여, 평생 자기주도 학습이 가능하도록 꾸며졌다. 단순히 의학의 여러 세부 분야 지식을 습득하는데도 많은 시간이 걸린다. 그러나 의학의 지식이 많든 적든 의학의 자세는 끊임없는 연구와 혁신이다. 이들 없이 지식을 외워, 활용하는데 그치면 하수 의사요! 앵무새에 지나지 않는다. 우리가 배우는 최신 의학지견들은 이런 연구와 혁신의 산물이며, 내일은 또 바뀔 것이다. 그러므로 연구와 혁신의 태도, 즉 창의적 의학 사고와 방식이 초심자들에게는 필요 할 것이다. 그러나 이를 배우려면 종래의 교육과정에서는 없어, 대개 임상 실습 때나 졸업 후 대학원 과정이나 전공의 과정에서 논문을 쓰기 위해 연구에 맞닥뜨릴 때 비로소 실감하게 된다. 이는 과정 이수에 필수로, 어쩔 수 없이 하다 보니, 자발적인 연구의식이 생기기 어렵다. 이런 연구태도로는 창의적 의학 연구방식과 사고로 이어지기 어렵다. 필자는 이를 안타깝게 생각하여 학부과정에 이를 도입하였다.

과정 컨텐츠는 저자가 의학 연구를 본격적으로 하면서 야전에서 배운 다양한 방법론을 이론적으로 체계화하여, 초심자들이 쉽게 이해하고, 실습을 통하여 체화하도록 구성하였다. 연구는 창의적 사고와 활동의 결과로 논문을 읽고, 분석하여, 발표하여, 간접적으로 연구할 수 있는 과정을 수업화한 것이다. 몇가지 특성을 이해해야 하는데, 연구는 혼자보다는 보통 팀으로 하므로, 개별 과제, 조별 과제 등을 수업에서 수행하도록 꾸며졌으며, 강의 외에 "발표중심 학습"이라는 저자가 창안한 학습법이 내용의 근간을 이루고 있다. 이는 고급 의학을 이해하는 여정 가운데 다양한 발표 현장에서 듣고, 보고, 토론하고, 발표하며 얻은 경험에서 비롯되었으며, 이런 과정을 학습하면서 특히 다른 조의 발표를 듣고, 비교하면서

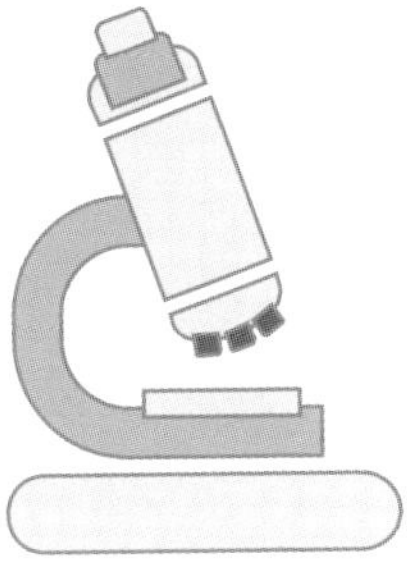

배울 수 있도록 하였다. 또한 창의와 의학교육이 강조되는 최근 추세에 발맞추어, 이런 교육 과정을 도입하고 시도하려는 기관과 교수들에게, 지침서로 기능하도록 가급적 이론과 실습의 항목을 구체적으로 제시하고자 했다. 부족한 점은 본격적 연구를 해본 적이 없는 학부생을 대상으로 하는 과정이라 교수자로서 어렵고, 내용 전달에 한계가 분명 있다. 그럼에도 이 책이 많은 의대생들에게 연구자로서의 태도와 사고 형성에 도움이 되길 간절히 바란다.

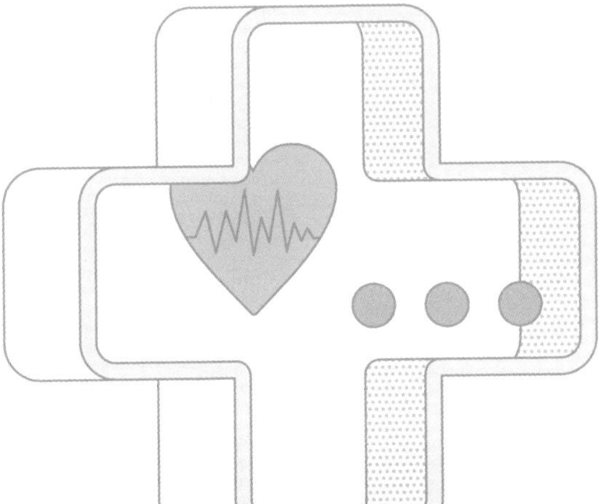

책의 이용법 및 특징

최근 의학교육에서 문제 해결 능력과 연구의 중요성, 커뮤니케이션, 윤리성을 강조하는데, 정작 이와 직접 관련된 통합적 교과 과정이 없어 본 기관에서는 저자 및 교육위원회가 제안한 학부 학생을 위한 "창의의학 입문"과 "의학연구방법론" 과정을 우리나라에서 처음으로 만들어 성공적으로 진행해왔다. 내용의 특징으로는 학부학생을 위한 의학연구에 대한 이해, 의학적 사고, 의학커뮤니케이션 기술, 의학 트리즈(문제해결기법), 의학도를 위한 윤리(동물, 연구, 출판), 의학문헌 탐색 및 독해, 글쓰기, 발표법 등을 다루고 있다.

이를 위해 각 주제별로 저자가 쓴 안내 에세이를 넣었고, 이런 이론적 기술 외에도 실제 실습을 할 수 있도록 구성되어 있다. 장점으로는 대학원 과정에서 배울 수 있는 연구의 맛을 미리 배울 수 있도록 체계적으로 구성되어 있고, 우리나라에서는 처음으로 출간된 것이며, 특히 의학 트리즈는 공학의 문제해결이론인 트리즈를 저자가 처음으로 의학에 도입한 것으로 학생들에게 주목과 호평을 받고 있다. 그 외에 개별 과제 조(팀)

별/학습 및 Flipped learning(거꾸로 학습), 이러닝을 할 수 있도록 교과 과정이 짜여 있다. 단점으로는 처음 시도이고 학생들이 의예과인 만큼, 강사의 내용에 대한 이해와 학생의 학습태도 및 수준에 따라 교육 효과가 차이가 날 수 있다. 또한 각 주제별로 난이도가 고르지 않을 수 있다.

이 책은 학습 기간 15주 중 9주 기초 이론 및 실습 나머지 5주 발표와 최종 시험에 대비 할 수 있도록 구성되어있고, 수업 전에 읽을 에세이, 관련 보조 자료, 참고 논문, 개별 및 조별 과제로 구성 되어있다. 이 책은 의학 외에 인접 분야인 치의학, 간호학, 보건학 및 의생명과학과 방법론이 비슷해 학부 수준에서 일찍 연구 의식 각성 및 자세 성숙에 큰 도움이 될 것으로 생각된다.

차례

CHAPTER 01

창의의학
수업 안내 및 연구

CHAPTER

01 창의의학 수업 안내 및 연구

1. 학습 목표

수업 개요 및 진행/참여, 평가 방식을 배운다.

의학의 분야와 역할, 기능에 대하여 배운다.

의학에서 연구의 기능과 중요성을 배운다.

2. 학습 안내

1) 학습 개요

첫 시간에서는 과목을 다음과 같이 소개한다. 의예과 2학년 〈창의의학입문〉 과정에서는 의학적 제반문제를 효율적으로 해결하기 위한 전략으로 창의적·의학적 사고를 위한 연구능력 개발을 위해 고안된 이론과 그 실례를 학습하고, 이를 바탕으로 실제 개별/조(팀)별 과제수행 및 발표중심학습, 이러닝, 플립러닝(Flipped learning)등 전인적(Holistic) 교육방법을 적용하여 향후 학습과 졸업 후 자신의 분야에 적용할 수 있도록 자기주도 학습의 틀을 구체화하는 과정이다.

평가준거는 이러닝 강좌(동물윤리, 연구윤리, 영어논문작성법, R/D 문제 해결), 정규시험, 성과물(보고서 및 동영상), 퀴즈/감상문 및 출석을 기준으로 하고 있다.

조/팀별로 논문 저자 교수의 지도 및 피드백 하에 논문을 분석, 발표하는 과정을 통해 논문독해와 작성의 경험을 체득하고, 발표회를 통한 조/팀별 경합 및 평가와 동영상 학습으로 이를 공유해 개별 및 협력학습을 효과적으로 체화토록 구성하였다.

소개 후 과목 개설이 문제 해결 즉 연구 능력 함양을 목표로 하기 때문에 연구에 관련된 두 편의 글과 한 편의 논문을 읽고(가급적 수업 전에 읽을 것을 권함) 당일 수업에 과제를 수행해야 함.

2) 학습 요령

개별 및 조별 과제를 수행해야 하는데, 이러닝/온라인 이수는 개별 과제이고, 성과물은 조별 과제 이나 개인별 기여한 증빙을 제출해야 한다. 가급적 이러닝 이수/수료증은 스캔하여 이메일로 기말 시험 전에 제출해야 감점이 없으며, 통상 10%는 기한을 넘겨 되도록 빨리 이수를 권한다.

(1) 이러닝/온라인 강좌/이수 개요

아래 5과목 13시간을 이수해야 한다.

• KIRD 이러닝 포털 : http://e.kird.re.kr 에 접속하여 회원등록하고 기말 시험 전까지 대학생을 위한 학습윤리, 영어논문작성법, R&D 창의적 문제 해결을 이수하여 이수/수료증 제출. 매달 20일에 신청마감 하므로 기한 내 신청하여 이수한다.

(2) 연세대학교 원주의대 동물실험윤리위원회

http://iacuc.yonsei.ac.kr/index.htm 에 접속하여 회원 가입하고 온라인교육/시험 완료 후 동물실험윤리 교육 이수증을 이메일로 제출한다.

(3) 조별 학습 요령

본래 의학에서 개인보다는 모여 작업하는 일이 많지만 학부에서 이를 배우기 쉽지 않다. 본 수업에서는 조/팀 과제를 주어 이를 모여서 해결하는 과정을 체험하므로 협력학습을 할 수 있는 기회를 제공한다. 조별 학습에 임하는 자세는 논문 발표 전 다루는 학습 안내에 글로 소개하였다. 동료를 경쟁자로서가 아닌 협력자로 인지하여 서로 배우고, 피드백하며 혼자 공부하는 효율보다 더 나을 수 있는 경험을 갖게 된다.

3. 학습 과제

1) 조짜기/배정

수업 전 과대와 상의하여 10개조(100명기준)로 미리 편성하여 조별 과제를 준비한다.

2) 수행 과제

(1) 개별 : 의학에서 연구가 필요한가? 있다면 예를 들어 설명하고, 본인이 장래 하고 싶은 연구와 이유를 간략히 쓰시오!

Echinomycin 종설(Review) 논문 중 4P에 해당하는 적합한 문장을 찾고, 그 이유도 같이 쓰시오?

(2) 조별 : 부록의 논문중 Ref 1. Echinmycin 종설(Review) 논문에서 관련된 학문 분야와 근거를 적어보시오!

과제 수행 결과물은 개별 및 조별 시트를 미리 준비하여 실습 전 나누어준 조별 시트/답안지에 붙여/함께 제출한다. 조별 준비물로 미리 투명 테이프를 준비하도록 한다.

참고 글 1 왜 연구하는가?

연구란 한마디로 선한 꾀를 내는 것이다. 의학연구란 인간을 이롭게 꾀를 내는 것이다. 연구를 쉽게 바둑에 빗대서 얘기하자면, 바둑 고단자로서 독학으로 바둑을 배운 나에게 책은 무언의 스승이었다. 책을 통해 스스로 수읽기와 비슷한 패턴을 찾아, 때로는 묘수와 기수로 어려운 국면을 타개해나갔다. 당시 중학교 나이에 내가 뿌려내는 수는 기존의 기원에서 보기 어려운 수였다. 그러나 내 수는 분명 근거가 없는 것은 아니었다. 이제 알파고가 나와 기존의 정석이나 정수라는 개념을 뒤집은 것처럼 깊은 수읽기와 새로운 시도를 통하여 가장 고난이도의 두뇌 게임인 바둑이 정복되었다. 의학에 입문하면서 그리고 의사가 되면서 의학과 바둑이 닮았다는 생각을 많이 하게 되었다. 즉 수읽기 대신 지식을 바탕으로 문제 해결을 위한 깊은 생각, 즉 연구를 하게 되었다.

특히 기초의학을 선택한 터라 직접 인체 생명을 다루기보다는 실험실에서 질병 모형을 이용한 기작연구를 통하여 난치질환을 해결하는 뜻을 가졌지만, 막상 연구의 길은 초창기의 어려운 여건으로 쉽지 않았다. 본격적인 연구를 시작 전에 어려운 여건을 타개하는 것도 연구였다. 연구의 첫 시발은 질문이다. 당시 내가 미생물학을 선택한 여러 이유 중 하나는 졸업생 중 본격 기초의학을 지망한 사람은 없었고, 학부에서 고 윤정구 교수님의 당시 신물질인 poly AU를 이용한 NK세포 활성 증가로 래트(Rat)의 유방암 억제 발표를 듣고 감명 받았으며, 또한 전주예수병원 임상 실습에서 노벨의학상을 받은 클론 선택설의 전구 이론을 발표한 탈미지 교수와의 만남이 기폭제가 되었다. 인턴을 하면서 결핵에 걸린 것도 불행으로 생각지 않고, 마치 미생물의 세례를 받은 것으로 여겨, 필연의 길로 여겼다. 그러나 원주 미생물학교실에서는 당시에 인기가 적은 병원성 진균(곰팡이)을 연구하였지만, 나는 흥미가 덜하였다. 당시 원주의대에 대학원이 없어 신촌 의과대학원에 입학후 신촌 미생물학교실에 파견 나가 원주에서 할 수 없는 동물/인체세포 배양과 관련한 항암 면역학 실험을 배우고 나니 좀 더 연구에 대한 발상이 생겼다. 짧은 연구기간동안 느낀 점은 당시 연구 추세는 Me-too(미투), 즉 모방 연구를 하고 있었고 우리 것은 부족하였다. 특히 독창적인 것을 개발해, 국제 논문을 내는 교수가 적었다. 이에 독창적인 연구로 영어로 논문을 써 유명 저널에 출판하는 목표를 설정하였으나 당시에는 요원한 일이었다. 학위를 하려면 주제를 정해야 하는데 보통은 쉬운 주제를 잡아 일찍 졸업하는 것이 추세였다. 그러나 이왕 연구의 길로 들어섰으니 의미 있는 연구를 하고 싶어 항암물질을 발견하여 이를 이용한 항암기작을 밝히는 연구 주제를 설정하였다. 이는 당시에 생명공학 연구자가 흙의 미생물에서 항생물질을 찾는 것을 보고, 나도 할 수 있다는 자신을 갖게 되었고, 이를 연구하다보니 일본 의학자들 중 미생물학자, 기타사토 시바사부로 같은 분이 여러 감염체를 발견하고, 근대 일본 의학의 선구자가 되었고, 그 제자중 2015년도에 노벨상을 받은 오무라 사토시의 미생물을 이용한 "신약발견의 철학" 이라는 논문을 우연히 읽으면서 기초의학자는 단지 미투 연구만 하면 안

된다는 것을 깨달았다. "왜 우리나라엔 그런 분이 없을까? 왜 의사는 이런 물질/약을 만들지 못하는가?" 참으로 우둔한 질문인지 모르나 누군가는 했어야 되는 질문이다. 당시에 국내산 신약은 고작해야 합성 항생제며, 의사는 진료나 연구에서 전부 남의 약을 쓰고 있었다. 현재 우리가 국내산 자동차 없이 외산을 탄다면 한심하지 않은가? 경제적으로나 자존심으로도 용납할 수 없는 일이다. 당시 교실에서도 한심하게 보았고, 제 뜻을 이해 못하였다.

그러나 일단 목표를 설정하여 주변의 흙 수백 점에서 얻은 방선균 중 302번째에서 가장 항생효과가 있으면서 동시에 항암 효과를 갖는 균을 선별하게 되었고, 물질을 얻기 위하여 발효조가 없어 3000cc 삼각 플라스크를 수십 개 구매하여, 대량 배양한 후 기초화학교실의 도움으로 TLC(Thin layer chromatography)를 걸어 노란색의 분말을 얻는데 성공하였다. 이후 구조와 정제를 위하여 KAIST화학과 김용해 교수팀과 공동연구로 구조를 밝히고(Echinomycin), 이를 전구체로 새로운 화합물을 만들어, 그 활성을 연구하였다. 이후 이를 이용하여 전혀 알려지지 않은 다양한 활성을 입증하였다. 결과를 모아 2002년도에 초고를 써서 2017년 말에 완성되어 2018년 1월에 출판된 최신 종설로 본 수업에 사용된다. Echinomycin 발견 이후에 같은 방식으로 면역조절/증진 물질을 표적으로 하여 SK-026, KSK-CpG ODN등 여러 물질을 발견/발명하였고, 국제 학슬지에 출판하여 공인을 받았다. 현재 중점 연구 분야로는 선천면역과 면역독성의 최신 개념을 이용, 난치성 면역-리독스 균형 이상(암, 패혈증, 대사증후군, 허혈성 질환)을 임상에 적용 가능한 면역리독스 모델을 개발하고 있으며, 병원체 연구로는 인체 B형 및 C형

간염 바이러스 시험관/생체배양을 통한 발병기전을 연구하고 있다.

이런 연구를 하면서 국제 학술지에 논문을 출판하기 위한 전략도 차근차근 수립하여, 원어민과 교정회사 도움 없이도 영어논문을 출판하고, 교육하는 시스템을 구축하였다. 이런 시스템을 갖춘 일본 동경의과대학 국제 의학커뮤니케이션 학과의 초청과 공동 연구로 제가 구축한 시스템을 유럽의학편집자 협회 국제학술지에 논문으로 출간하였다. 원어민이 아닌 저에게 배운 27개국 학생, 의료진들이 영어논문을 잘 쓸 수 있도록 도와 큰 보람을 느낀다. 연구란 단지 실험실과 의료 현장에서만 이루어지는 것이 아니라, 교육에서도 도입되어야 한다. 특히 우리 학교는 100명의 학생들에 비하여 교수 수의 부족으로 효율적인 학습이 쉽지 않았다. 이를 타개하기 위하여 바둑의 다면기에 얻은 발상과 많은 발표 현장에서 얻은 의과학 지식의 경험을 융합한 발표중심학습을 고안하여 현재 의예과, 대학원 수업에 적용하고 있다. 의예과를 위한 연구 관련 과목 개설을 위촉받아, 국내 의대에서는 처음으로 2014년도에 창의의학 및 2017년에 의학연구방법론을 개설하였다. 내용도 새로 만들어 현재 성공적으로 시행중이다. 수업 콘텐츠 중 공학의 문제 해결 이론인 트리즈를 이용한 "의학/메디칼 트리즈" 이론을 구축하고, 사례를 만드는 과제를 학생들에게 부여하여 학생들이 좀 더 의학에 관련되는 문제 해결에 도움이 될 수 있게 하였다. 또한 2008년도에 원주 캠퍼스에 동물실험윤리위원회 시스템이 없어, 이를 위촉받아 수개월내에 국내 최초로 온라인으로만 심사, 교육기능과 인증이 가능한 시스템을 구축하여 관련 연구자들에게 편의를 제공하였다. "왜 우리나라엔 동물윤리관련 논문이 없나?" 의문을 품고, 2017년에 동물윤리 관련 국제 저널에 논문을 출판하여 전문성을 인정받았다. 또한 행정가로서 전술한 원주 캠퍼스 동물실험윤리위원장을 역임하였고, 현재 의대 위원장으로 봉사하고 있다. 이외 교내 연구소인 기초의학연구소와 코호트유전체 연구소와 대학 간 연구소인 바이오신소재 연구소 설립을 주도하였고, 그중 기초의학, 바이오신소재 연구소장을 역임하였다.

요약하면 연구를 위한 연구보다는 문제에 부딪쳐 이를 해결하는 과정에서 꾀를 내게 되고 해결의 산물로 논문과 발명, 시스템 구축을 하게 된 것 같다. 물론 이런 과정 중에 낙담과 좌절, 주변의 냉소/불인정 또한 없을 수 없다. 그러나 연구에 대한 확신과 내가 영문 참고 글에서 설파한 "4P"로 이겨낼 수 있었다. 마지막으로 연구를 위한 체력과 정신적, 영적인 수양이 대단히 필요하다고 생각한다. 운 좋게 큰 질병과 마음과 영혼의 큰 상처 없이 지금도 정진하는 연구자가 된 것은 하나의 기적으로 이것을 가능케 한 연세대학교와 모든 능력을 주신 하느님께 진정 감사드린다.

참고 글 2 For whom to be a medical scientist

As a medical scientist, I was very often asked questions posed by many students or plain people; What's your major? Are you happy to do your job? What did you learn? Then, I would answer without hesitation "My major is medical microbiology. I am very happy in doing my job. Medical microbiologists are the scientists who fight against infection upon their lives". The lesson I have learnt from my work is summarized as "4P". Four "P" are passion, perseverance, patience, and penetration. Before sensing this axim, I have thought for years that intelligence and skill are most essential to real scientists. This perspective is right in some sense. During my research trip, I was totally changed. I am realizing that beyond intelligence and skill are there. To my belief, 4p might be also pivotal ingredients to other natural science.

Without any devotion or sacrifice of microbiologists, modern science couldn't have been emerged. From microbiology, many disciplines are branched: molecular biology, virology, immunology, and parasitology. I always used to say to my students "medical microbiology is the real mirror of medicine".

Looking back the history of medicine, the advent of modern science is indebted to the microbiologic discovery such as germ cell theory.

In particular, the progress of medical microbiology is closely linked to historically dreadful infection such as pest, small pox, influenza, and mad cow disease. In general, most of pioneers experienced tougher time in their lives. While fighting against infectious disease, some microbiologists died of untoward infection in their work.

I would like to regard their invaluable death as a kind of martyrdom. Unfortunately unlike in western country and even in Japan, I have never seen such a academic, invincible-spirited martyrdom in Korea.

Paradoxically, one hundred years ago, microbiology was the cutting-edge science in comparison to current stem cell research. Please remember “Modern” does not always mean “convenience”. The path to “modern” is not well-paven, which is true to any biomedical science.

For instance, French microbiologist, Pasteur, is now called a priest of microbiologist. Even so, he faced the countless criticism, surrounded by the prejudice and insult throughout all his life. Without 4P, he couldn't go his own way. I might say that scientist is the one that would like to cost the real prices for truth. Now Korean medicine requires the young invincible blood!

CHAPTER 02

의학적 창의와
의학/메디칼 트리즈

CHAPTER

02 의학적 창의와 의학/메디칼 트리즈

1. 학습 목표

의학에서 창의의 필요성/중요성, 기능을 배운다.

의학적 창의의 예와 구체적인 결과물을 이해한다.

창의적 문제 해결을 위한 이론 중 트리즈를 이해하고,

이를 의학에 이용한 의학/메디칼 트리즈를 배운다.

2. 학습 안내

1) 학습 개요

이번 시간에서는 의학에서 창의의 역할, 중요성 실례를 배운다. 막연한 실례보다는 창의적 문제 해결의 이론인 트리즈를 의학에 접목한 의학 트리즈를 배우게 된다. 구체적인 내용으로 트리즈의 기원, 개념, 40가지 원리, 의학트리즈의 특징과 일반 트리즈이론과의 차이와 의학적 사례 발굴의 요령과 그 실례, 기존 발명의 트리즈 분석도 다룬다.

소개 후 트리즈와 관련된 세편의 글을 읽고(가급적 수업 전에 읽을 것을 권함) 당일 수업에 과제를 수행 해야 함.

2) 학습 요령

개별 및 조별 과제를 수행해야 하는데, 관련 주제의 세 글은 필독이며, 미리 읽어보아야 한다. 트리즈를 이해하기 위해 트리즈 협회 웹사이트인 http://www.triz.or.kr, http://www.triz.or.kr/sub05/index.php?menu=1는 트리즈 개요를 쉽게 풀이해 이해에 도움이 된다. 문제 해결의 결과물은 논문 또는 특허 등으로 나타나, 특히 특허 등에 대한 이해가 필요하며 발명을 하기위해서 다음과 같은 국내외 특허 웹 사이트 등을 알아둘 필요가 있다.

http://www.kipris.or.kr/khome/main.jsp,

http://www.uspto.gov/, http://patft.uspto.gov/

http://www.pat2pdf.org/, http://www.google.com/?tbm=pts

3. 학습 과제

1) 수행 과제

(1) 개별 : 세 글을 읽고 느낀 감상을 쓰고, 본인이 개발하고 싶은 창의의 산물은 무엇이고, 그 이유를 쓰시오! 그리고 첫 에세이의 5C중 본인이 필요한 것은 무엇이며, 그 이유는?

(2) 조별 : 40가지 원리 중 두가지를 선택하여 이를 의학에 적용할 수 있는 발명/특허를 찾아 원리, 제목, 설명, 개선방안, 도면이 있으면 그리거나 첨부, 출처 등을 기입(그림 참조)하여 제출 할 것.

그림1. 특허/발명 분석

제목

이름

· 설명

· 도면

학번

· 개선방안

· 출처

참고 글 1 왜 의학에 창의가 필요한가?

저번 내 글에서 "연구란 한마디로 선한 꾀를 내는 것이다. 의학연구란 인간을 이롭게 꾀를 내는 것이다."라고 말하였다. 의학은 "이롭게"라는 추상적인 틀에서, 실체적인 즉 육체적, 생물학적 생명을 살리는 학문이다. 의학에서 파생된 각종 의학적 기술이나 지식, 의료기, 의약품은 생명을 살리기 위한 최적의 산물이며 창의적 사고의 결과물이다. 이론적으로 의학과 창의는 불가분의 관계이다. 그러나 역설적으로 의대에 들어가면 창의의 개발은 요원하다. 창의적 인재보다 암기의 귀재가 졸업에는 더 필요하다. 많은 지식을 외우고 이를 평가하는 교육 모델이 주(主)기 때문이다. 그러나 거시적으로 보면 의학의 지식과 기술은 계속 진보하였고, 지금도 발전하는데 이는 누군가가 창의적인 사고와 기여를 해왔기 때문이다. 의학도가 전부 창의적일 필요는 없지만 의학에서 창의는 필수불가결하다. 의학도가 이런 내용을 아는 것이 필요하나 창의라는 말을 의대 수업에서 듣기는 어렵다. 본인도 의대생 시절 창의라는 단어를 수업에서 들어본 적이 없다. 졸업 후 기초의학을 택하여 본격 연구를 하면서 많은 문제에 부딪치면서 문제 해결자로서의 자신을 발견하게 되고 좀 더 효율적인 방법을 모색하면서 "창의"가 필요함을 실감했다. 참 모순이 아닐 수 없다. 의학의 지식이 방대해지고 분야가 더 정밀화되면 암기는 해결책이 될 수 없다. 의학이 생명의 문제를 해결하는 학문이라면 해결은 정답이 없거나 다수인 경우가 빈번하다. 이런 경우에 창의적 문제 해결은 가장 이상적이다.

그러면 의학에서 창의는 다른 분야와 무엇이 다를까? 문제 해결이라는 측면에서 공학과 비교한다면 아마 윤리성일 게다. 공학은 효율과 가성 비를 중시하지만 의학에서는 생명윤리의 가치와 잣대로 저울질해야 한다. 다수를 위한 행복의 추구, 즉 공리주의적 사고가 맞지 않을 수도 있다. 한사람의 생명도 귀히 여기는 자세가 진정 의학도에게 필요하다. 의학에서 어떻게 창의를 가르칠 것인가? 창의는 가르칠 수 있는 것인가? 아니면 타고난 것인가? 어려운 질문이다. 이를 인근 분야인 공학에서 찾아보자! 공학에는 다양한 문제해결기법이 잘 알려져 있다. 이 중 우연히 트리즈에 관한 책을 읽게 되고, "이를 의학에 적용하면 어떨까?" 라는 생각으로 관련 분야를 독학하였다. 이후 관련 학회 참석과 전문가들을 만나보니 의학에서는 정리된 체계와 예가 전무하였다. 의학과 공학의 만남으로 탄생한 의료기는 원주 혁신도시를 대표하는데 당시 십 오년 전에는 의공학 교수조차도 트리즈를 몰랐었다. 참으로 안타까웠다.

트리즈는 문제 해결을 패턴화하여 꼭 천재/수재가 아니더라도 원리 및 유형을 학습하여 문제를 정의하고, 이들 패턴을 잘 활용하면, 난제를 해결 할 수 있는 실용적인 이론이다. 당시 이를 의학 및 의공학에 작용하고 나아가서 삼성, LG, 포스코 처럼 사내 교육시스템을 마련한다면 학생 및 교직원의 경쟁력 향상에 큰 도움을 줄 것으로 판단하였다. 그러나 이를 공식적으로 알릴 방법이 없던 차에 2013년에 매지 캠퍼스에 의예과 콜로키움이 개설되면서 "창의적 의학식 사고" 라는 과목을 열게 되어 트리즈를 신입생에게 처음으로 가르쳤다. 이 과목명은 최근 모든 교육의 필수인 "비판적 사고(Critical thinking)" 에서 따왔다. "의학/메디칼 트리즈" 라는 말도 제가 처음 만들었고, 다른 분야와 차별성, 예도 학생들과 같이 발굴하였다. 놀라운 것은 신입생들이 의학을 배운 적이 없는데 곧 잘 실례를 발굴하고, 트리즈 원리를 적용하여 잘 설명하였다. 2014년도에는 의예 2학년에 "창의의학입문" 과목을 열어 현재까지 성공적으로 운영하고 있다. 2017년도에 의예 1학년에 "의학연구방법론"도 열게 되어 본격적으로 학생들이 의학에서 트리즈의 가능한 예를 특허와 일상에서 발굴 하여 많은 실례를 구축하게 되었다. 이는 "창의의학입문"과 연계하여 의학에서 창의적 사고와 연구의 결과물인 논문이해와 발표를 통하여 학생들의 높은 지지와 성원을 받고 있다. 특히 교원의 경우 의학의 분야에서 트리즈를 적용 할 여지는 많고 아직 전인미답이다. 구체적으로 교육, 연구, 진료에 적용 할 수 있다. 예로 기존의 사례를 트리즈로 분석하여 귀납적 방식으로 적용 원리를 추출하여 이를 비슷한 문제 해결에 적용하는 것이다. 특히 강소형(Strong, small) 모델을 추구하는 개인이나 집단은 창의적 해결 능력이 절대적이다. 의료가 우리의 먹거리를 책임 질 미래 산업의 성장 동력이라면 창의적 의료인의 양성은 국가적인 차원에서 당연 할 것이다. 그렇다면 누가 방울을 달 것인가? 반도체나 자동차 산업도 "미투(Me too)" 에서 출발하였지만, 후발 주자로 선도적인 제품을 만들어 국가의 기간산업이 되었다. 이는 국가, 지역, 집단, 개인 경쟁에서도 유용하다. 같은 연세지만 원주는 서울에 비하여 투자가 적다. 경쟁력을 가지려면 양보다는 질로 승부해야 한다. 의학적 난제를 "Me too"가 아닌 자신 만이 할 수 있는 "Me only"로 풀어야 한다. 의학도여! 여러분의 미온리는 무엇인가?

참고로 우리 교실의 비전 2030을 소개한다. 이 비전에는 내 의견이 많이 반영되어 창의적 문제 해결자로서 연구하는 의료인 양성을 추구하고 있다.

미생물학 교실 VISION 체계

Vision Statemenet	감염체를 극복하고 연구하는 창의적 의료인 양성의 터전, 미생물학교실
Goal	미래의학에 적합한 창의적 인재양성과 특화된 교육 및 연구
Core Value	5C : Creativity, Challenge, Convergence, Courage, Commitment (의학의 난제를 창의적으로, 도전적으로, 합심, 헌신하여, 용기있게 해결하자)
전략과제	**교육** · 미생물학 신교육방법 개발 · 새로운 의학 과목개발 · 의학교육관련 논문 발표 · 학생연구과제 지도 **연구** ·미생물에서 새로운 현상의 원리규명으로 의학 연구선도 **봉사** · 모든 것에 감사하고 인류를 위해 헌신하는 기독교 정신의 의료인 양성 · 학생과 교수가 함께 하는 봉사 활동을 통해 나눔과 섬김의 가치를 공유
Slogan	· Be the one, not one of them · 4S : (The) smaller, (The) swifter, (The) smarter, (The) stronger! : 더 미세하게, 더 빠르게, 더 영리하게, 더 강하게!

참고 글 2 의학/메디칼트리즈

1. 서론

창의란 기존에 없던 독창적이고 참신한 사고를 가리킨다. 종종 새로운 발명은 순전히 영감에 의지하여 생겨난다. 혹은 일부 특정 사람들이 창의를 발휘하여 비범한 아이디어를 산출해내거나 기존의 전통적인 사고유형에 벗어나 새로운 사고를 하여 발명이 이루어진다고 생각하기 쉽다. 그러나 트리즈(TRIZ)는 생각의 틀을 없애주는 방법들을 제공하므로 이것의 원리를 알면 누구나 논리적인 과정을 통해 발명과 문제 해결을 위한 효율적인 사고를 할 수 있다.

트리즈는[1] 겐리히 알츠슐러(Genrich Altshuller)에 의해 제안된 창의적 문제해결이론(Theory of Inventive Problem Solving)이다. 알츠슐러는 1940년대 구소련 해군에서 특허를 심사하는 업무를 할 당시 군 관련 기술적인 문제를 해결하면서 발명에는 어떤 공통의 법칙과 패턴이 있음을 알게 되었다. 그는 누구나 창의적으로 문제를 해결할 수 있는 일반적이고 체계적인 문제해결책을 강구하게 되었다. 그는 전 세계 특허 150만 건 중에서 창의적인 특허 4만 건을 추출 분석하여 트리즈를 발명하였다.

트리즈의 기본 원리[2]는 주어진 문제 상황의 모순을 찾아내어 그 모순을

1 WARC “Social commerce drives conversions in SE Asia” (2017.06.19)

2 한국 트리즈 협회 http://www.triz.or.kr/sub05/index.php?menu=2

해결하기 위한 방법을 제시하는 것이다. 모순이란 문제를 해결하는 데에 부딪치는 상반된 요구를 의미한다. 모순의 상황을 직면했을 때 트리즈에서는 주행능력도 향상시키며 연료 소비도 적은 경우를 가정하고, 문제 해결을 위해 모순이 되는 상황을 개선하는 해결안을 찾기 위해 노력한다. 이 때 트리즈의 40가지 원리 중 일부가 적용되어 모순이 해결된 가장 이상적인 결과를 도출하는 것이 그 목표이다.

트리즈는[3] 원래 공학에서 활용되는 기술적 문제 해결을 위한 방법론이었다. 전통적으로 신제품 개발 등 주로 기업에서 많이 활용되어 왔다. 최근에는 공학 분야를 넘어 더 다양한 분야에 적용과 실제적 운용이 늘고 있다. 비(非)기술 분야 영역으로서 정치, 외교, 문화, 경제, 교육 등 사회 전반의 문제들에 접목하여 트리즈를 이용한 해결책을 제시해볼 수 있다.

현재 의학 분야에서는 트리즈를 적용하여 시행착오를 줄이고 효율적인 문제 해결을 위한 노력을 하고 있다. 이에 의학에 처음 입문하는 새내기 원주 의학도가 그 어느 분야보다 가장 빨리 혁신적으로 발전하는 의학 분야에서 갖추어야 할 창의적인 사고를 개발하기 위해 트리즈를 도입하였다. 여기서는 트리즈가 무엇인지 자세히 살펴보고 창의적 의학식 사고(Creative medical thinking)으로 의학에 있어서의 트리즈 적용 사례를 제시해 보고자 한다.

---

3 김효준 , 정세호, TRIZ를 이용한 창의적 문제 해결 : 창의적 사고기법으로서 트리즈의 타당성, 한국지식경영학회, 〈지식경영 학술심포지움〉 13권0호(2004), pp.135-143

2. 본론

1.1 창의성이란 남들이 미처 생각하지 못한 것을 남보다 먼저 생각하는 독창성을 의미한다. 것은 문제 해결에 있어 유용한 아이디어를 생각해내고 대안이나 가능성을 도출하는 것을 말한다. 트리즈는 보편적인 사람들이 창의성을 발휘하도록 돕는다.

1.2 트리즈의 적용은 문제 상황의 모순을 발견하는 것으로부터 시작한다. 전통적인 트리즈는 행정적, 기술적, 물리적 모순, 이 세 가지 종류의 모순을 고려한다.

행정적 모순이란 아직 해결책이 제시되지 않은 상태에서 문제가 있음을 인지하고 불편을 느끼는 상황을 의미한다. 기술적 모순이란 어느 하나가 좋아지면 다른 하나가 나빠지는 상황을 의미한다. 물리적 모순이란 한 대상의 속성이나 특징이 두 가지로 아주 다르거나, 반대로 대립되는 상황을 의미한다. 즉, 동시에 서로 다른 상태나 대립되는 상황 조건을 의미한다.

1.3 트리즈(Triz) 40가지 원리를 이용한 문제해결방안

번호	원리	번호	원리
1	Parameter changes 모수 변화	21	Spheroidality 타원체
2	Prior action 사전 준비조처	22	Convert harm into benefit 유해물 이용
3	Segmentation 분할	23	Inert environment 불활성 환경
4	Replace a mechanical system 기계적 시스템의 대체	24	Asymmetry 비대칭
5	Extraction 분리	25	Flexible shells and thin films 연한 껍질이나 얇은 막

6	Flexibility 유연성	26	Thermal expansion 열팽창
7	Periodic action 주기적 조처	27	Phase transitions 상태전이
8	Mechanical vibration 기계적 진동	28	Self-service 셀프서비스
9	Color changes 색상변화	29	Beforehand cushioning 사전 보호조처
10	Inversion 반전	30	Porous materials 다공성 소재
11	Copying 대체수단	31	Use strong oxidizes 강화 산화제 사용
12	Local quality 국소품질	32	Counterweight 평형추
13	Cheap short-living objects 일회용품	33	Merging 병합
14	Pneumatics and hydraulics 공압 및 수압	34	Nesting 포개기
15	Discarding and recovering 폐기 또는 복구	35	Skipping 건너뛰기
16	Partial or excessive action 조처 과부족	36	Feedback 피드백
17	Composite materials 복합재료	37	Equipotentiality 높이 유지
18	Intermediary 중간매개물	38	Homogeneity 동질성
19	Anthother dimension 다른 차원	39	Preliminary anti-action 사전 예방조처
20	Universality 범용성	40	Continuity of useful action 유용한 조처의 지속

1.4 트리즈(Triz)의 활용현황

현재 트리즈(Triz)는 공학 문제를 하는 데에 삼성, LG, 포스코, 도요타 등의 국내외 기업을 중심으로 적극적으로 사용되고 있다. 또한 중소기업진흥공단에서도 트리즈(Triz) 보급을 위해 힘쓰고 있다.[4] 트리즈(Triz)는 기술개발에 투입하는 시간과 비용을 단축시켜 기술문제를 해결하는 데에 효율적이기 때

4 서울 경제 2012년 8월 14일자 "창의적 기술문제 해결법 'TRIZ' 중진공, 사업 신청 접수" 윤경환 기자

문에 중소기업진흥공단에서는 트리즈(Triz) 보급, 확산 사업을 진행하고 있다.

그림 2. 트리즈 원리를 이용하여 수익을 창출한 치키타 바나나

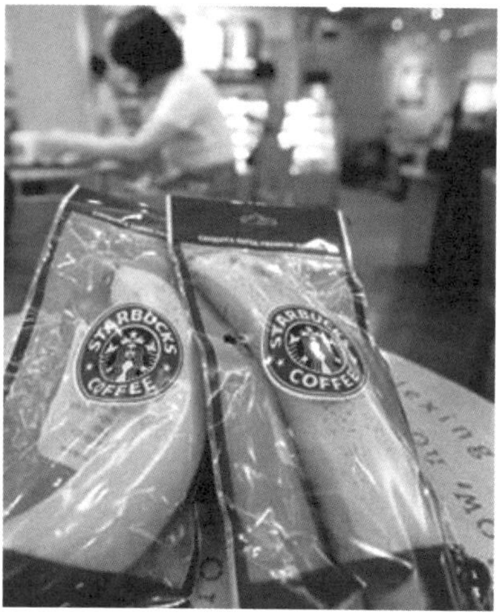

대기업도 트리즈(Triz)를 중요 기술개발 방법으로 채택하고 있다. [5]삼성의 경우 직접 트리즈(Triz)가 탄생한 러시아의 도움을 받아 삼성종합기술원을 통해 삼성 트리즈(Triz)협회를 출범시켰다. 그 후 삼성전자는 트리즈(Triz)를 이용한 기술개발로 수백 건의 특허를 출원하였다.

최근에는 기술적인 문제 해결 뿐만 아니라[6] 비즈니스 문제를 해결하는 데에도 사용된다. 시장점유율 증대, 신제품 개발, 원가절감, 친환경 목표달성등 비즈니스상의 문제를 해결하는 데에도 트리즈(Triz)가 적극적으로 이용되고 있다.

예를 들어 바나나를 한 가지 방법으로 팔아온 치키타 바바나의 경우 트리즈 원리를 적용한 결과 낱개로 파는 등의 새로운 방식을 도입했다. 그 후 더 많은 가치를 창출해 낼 수 있었고, 기술 개발을 통해 인건비 문제도 해결하였

5 아시아 경제 2013년 3월 17일자 "삼성, 러시아 기술 업고 애플 타도 나섰다" 백종민 기자
6 매경이코노미 2010년 7월 14일자 "[스마트(SMART)경영] ⑤ T경영(Triz)" 정규진

다. 또한 기술개발을 통해 바나나와 산소와의 결합을 최소화하여 유통기한을 획기적으로 향상시켰다. 이처럼 트리즈(Triz)는 기술개발에 적극 사용되고, 그 뿐만 아니라 다른 분야. 행정, 사회적 문제 해결에도 적용되고 있다.

표 1. 현재 트리즈를 이용하는 기업, 기관, 학교

분야	대상
기업	LG생산기술원(1995), 삼성SDI(1938), 삼성종합기술원(1999), 삼성전자(1999), 삼성전기(2001), LG전자, LG화학, 제일모직, 삼성건설, 삼성석유화학, 삼성정밀화학, POSCO, 하이닉스, 현대자동차, 농심, 현대 캐피털, KT, SKT, (주)만도, 현대모비스, 한라공조, RIST
공공기관	특허청, 환경부, 국가보훈처, 과학기술부, 제천시청, 서울시, 건설교통부, 생산기술연구원, 교육인적자원부, 관세청
학교	아주대학교, 부경대학교, 한국산업기술대학교, 고려대학교, 서울대학교, 한양대학교, 연세대학교, 제주대학교

2.1 트리즈가 의학도에게 어떤 도움을 줄 것인가?

트리즈는 공학 문제를 해결하기 위해 발명되었지만, 다양한 문제를 해결하는 데 적용할 수 있다. 문제 해결 방안을 공학적인 문제외에 여러 분야에 적용이 가능하다. 학습법에 트리즈를 도입하는 것처럼 트리즈는 다양한 분야에 적용이 가능하다. 기존의 방법과 다른 접근을 통해 보다 모순이 적고 이상적은 치료법, 수술법을 만들어 낼 수 있다. 따라서 트리즈는 이러한 창의적 의학식 사고력의 바탕이 될 것이다.

트리즈를 의학에 적용하게 되면 현대의학의 많은 모순점을 극복하고 수술법과 치료법에서의 발전을 이룰 수 있다. 현재 이용되고 있는 예를 살펴보면 아나토마지 테이블이 있다.

이 프로그램은 직접 사람을 해부하지 않고도 해부학을 공부할 수 있도록 프로그래밍 된 것이다. 자신의 시신을 기증하지 않으려는 요즘 이 프로그램은 많은 의학도들의 학업을 도와준다. 이것은 의학계열은 적용된 트리즈라고 할 수 있다.

이것뿐만 아니라 모의환자를 진단해 볼 수 있는 프로그램도 있다. 이 프로그램을 통해서 많은 다양한 환자들을 접할 수 있다. 한 가지 증상뿐 만 아니라 여러 증상들을 토대로 환자의 병명을 진단하는 연습을 할 수 있다. 이 프로그램을 통해 오진율을 낮출 수 있을 것으로 기대된다. 이것은 임상에 적용된 트리즈의 사례로 볼 수 있다.

성형 수술 전에 많이 이용하는 가상 성형 프로그램 역시 트리즈를 이용한 프로그램이다. 직접 수술을 거치지 않고, 가상으로 변화를 짐작할 수 있는 프로그램이다. 이것을 통해 환자의 만족도를 높이고 예상되는 부작용을 줄일 수 있다.

그리고 많은 기초의학을 연구하는 사람들을 위한 것도 있다. 평소 기초의학자들은 동물실험을 많이 하게 되는데 동물실험을 하기 위해서는 동물 사용 승인이 필수적이다. 그러나 승인 과정은 절차도 복잡하고, 문서를 보관, 전달하기 힘들다. 그러한 문제를 해결하기 위해 원활한 실험을 진행할 수 있도록 인터넷 사이트를 이용, 전자 서명을 통해 동물실험을 허가한다. 이것은 기초의학에 적용된 트리즈라고 할 수 있다. 시스템적으로도 트리즈는 의학에 도움을 준다.

의학 지식과 의학 시스템에 발전을 주는 트리즈를 이용하면, 기존의 의학보다 더 큰 발전을 이룰 수 있다. 따라서 트리즈를 공부하고 의학에 접목시키는 작업을 통해 트리즈와 의학에 대해 보다 근본적인 이해를 하고, 적용할 수 있을 것이다.

표 2. 모의 환자 진단/교육 프로그램

Clinical Area	Acute/Emergent	Chronic	Ill-defined	Well Care	Behavior	Grave Prognosis
History (%Hx)	Chest Pain (50 Hx, 25 Px, 25 PPI)	Alcoholism (50 Hx, 25 Px, 25 PPI)	Hypothyroid (75 Hx, 25 Px) Headache (75 Hx, 25 Px)	High Risk Sexual Behavior (50 Hx 50 PPI)	Depression (75 Hx 25 IS) Eating Disorder (100 Hx)	
Physical (%Px)	Abdominal Pain (75 Px, 25 Hx) Dyspnea (75 Px, 25 Hx)	Claudication (50 Px 25 Hx 25 IS)		Breast Screening (50 Px, 25 IS, 25 Hx)		
Information Sharing (%IS)		Non-Compliance (50 IS, 25 Hx, 25 PPI)		Smoking Cessation (75 IS 25 PPI)		End-stage COPD (50 IS 50 PPI)
Physician/Patient Interaction (%PPI)		Hostile With Pain (75 PPI, 25 IS)				Giving bad news to a family member (75 PPI 25 IS)

SP, standardized patient; Hx, history taking; Px, physical examination; IS. information sharing; PPI, patient-physician interaction.
Numbers in parentheses are percent of checklist items in a case.

(Hanyang Medical Reviews Vol. 32, No. 1, 2012에서 인용)

그림 3. 가상 성형 프로그램

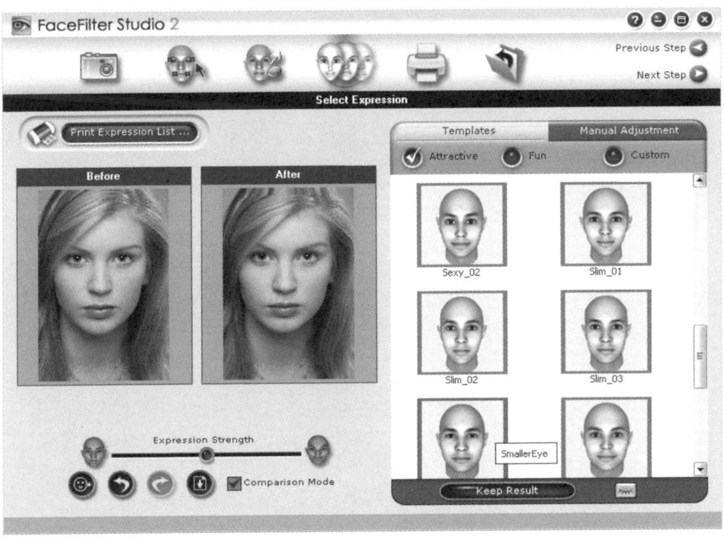

그림 4. 트리즈를 이용해 시간적, 거리적 한계를 극복한 동물실험윤리위원회 구축 사례

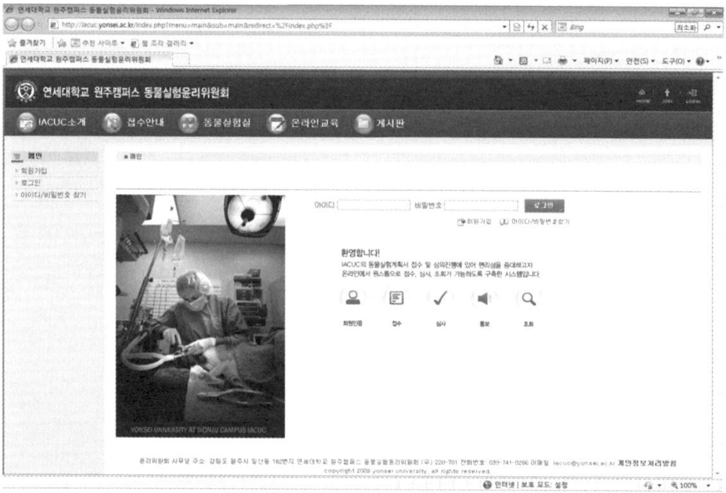

2.2 의학 트리즈와 생활, 공학 트리즈와의 차이점

비교	적용범위	공학	의학
공통점		문제를 해결하는 주체가 사람이다. 적용 과정이 유사하다. (상황의 모순 파악-문제-해결)	
차이점	적용대상	신기술 개발 및 특허 공학 상 나타나는 문제 해결	생명을 다룬다.
	이용자	엔지니어	의사
	특징	대부분의 경우 문제의 상황이 분명하게 드러나므로 모순이 무엇인지 쉽게 알 수 있다. 물리적, 기술적 모순이 모두 존재한다.	문제의 상황을 제대로 파악하기 힘든 경우 무엇이 모순인지 알기 힘든 경우도 있을 수 있다. 주로 물리적 모순이 많다.
	적용할 때 고려할 점	원리를 적용하여 결과적으로 실패하여도 새로운 기회를 가질 수 있다. 다만 그럴 경우 시간, 비용도 고려하여야 한다.	아무리 훌륭한 이론이어도 실패했을 경우 사람의 생명이 걸린 문제이므로 적용에 신중을 기하여야 한다.

<table>
<tr><th colspan="2" rowspan="2">비교 적용범위</th><th colspan="4">생활</th></tr>
<tr><th>정치</th><th>외교</th><th>문화</th><th>경제</th></tr>
<tr><td colspan="2">공통점</td><td colspan="4">非기술 적인 분야이다. 문제를 일으킨 원인도 결국 사람이고 이를 해결하는 주체도 사람이다. 상황논리로 TRIZ 적용이 가능하며 그 적용 과정이 유사하다. (상황의 모순 파악-문제-해결)</td></tr>
<tr><td rowspan="6">차이점</td><td>대상</td><td colspan="4">사회의 전반적인 문제들(주로 사람이 일으킨 것과 자연발생적인 현상들이 삶에 문제를 일으킨 것)</td></tr>
<tr><td rowspan="2">이용자</td><td colspan="4">공통적으로 그 문제의 이해관계자, 주체자들. 사안에 따라서 시민들도 참여 가능하다.</td></tr>
<tr><td>정책당국, 시민</td><td>외교관, 정부, 시민</td><td>시민</td><td>정부, 기업, 시민</td></tr>
<tr><td rowspan="2">특징</td><td>기술적, 물리적 모순 혼재</td><td>기술적 모순이 많다.</td><td>기술적 모순이 많다.</td><td>기술적, 물리적 모순 혼재</td></tr>
<tr><td colspan="4">모순을 직접 해결하지 않아도 우회적으로 해결가능하기에, 다양한 해결책이 제시될 수 있다.</td></tr>
<tr><td>적용할 때 고려할 점</td><td colspan="4">대개 문제 상황이 여러 가지 모순과 여러 사람들이 한꺼번에 관련되어 있는 복합적이기 때문에 한 사람의 생각으로는 해결되기 힘들다. 따라서 문제 상황에 아무리 좋은 TRIZ 적용 원리를 찾아내 적용하려고 해도 안 될 수 있으며, 문제 결과가 제대로 나타나지 않을 수 있다.</td></tr>
</table>

트리즈는 본래의 개발 목적이 공학에서의 기술적인 적용이었다. 그러나 최근 공학 분야가 아닌 비 기술 분야에 트리즈를 적용하는 사례가 늘고 있다. 트리즈는 사람들이 갖는 고정관념/관성을 없애주는 방법들을 제공한다. 기본적으로 문제를 해결하는 주체가 사람이기에 고정관념들을 깨기 위해 모아놓은 원리는 시대와 분야를 뛰어 넘어서 사람과 관련된 모든 분야에 적용이 가능하다.

트리즈를 적용 가능한 모든 분야에 공통점으로 크게 두 가지를 꼽을 수 있다. 첫째, 문제를 해결하는 주체가 사람이다. 둘째, 문제 상황을 인지하고 모순을 파악한 후 트리즈 원리를 응용하여 문제 해결로 이어지는 트리즈 적용 과정이 유사하다. 추가로 비 기술 분야의 공통점으로는 문제 발생의 원인도 결국 사람이며, 이를 해결하는 주체도 사람이라는 점이다. 또한 상황 논리로 트리즈 적용이 가능하다. 구체적인 차이점을 살펴보면, 우선 공학에서는 주로 엔지니어들이 신기술, 신제품 개발 및 특허 출원을 위하여 이용한다. 또한 공학 상 나타나는 기계 장치들의 문제를 해결하는 데에 많이 활용되고 있다. 대부분의 경우 문제의 상황을 쉽게 인지할 수 있으며 또한 문제가 분명하게 잘 드러나므로 모순이 무엇인지 쉽게 파악할 수 있다. 트리즈의 원리를 적용하여 결과적으로 실패하여도 재시도할 수 있다. 다만, 이와 같은 경우 시간, 비용을 고려하여야 한다.

비 기술 분야로서 대표적으로 생활 측면의 경제, 정치, 외교, 문화, 교육 등을 꼽을 수 있다. 이 분야에서는 주로 사람들이 일으킨 것, 혹은 자연발생적인 현상들이 사람들의 삶에 문제를 일으킨 경우 등 사회의 전반적인 문제들이 트리즈 적용 대상이 된다.

이 분야들의 이용자는 공통적으로 그 문제의 이해관계자, 해결 주체자 등이 된다. 사안에 따라서는 시민 단체나 개인이 적극적인 참여를 하기도 한다. 정치 분야에서는 상호 관련된 국가의 정부와 정책 당국, 시민이, 외교 분야에서는 마찬가지로 정부와 외교관, 시민이, 문화 분야에서는 주로 대중들이, 경제 분야에서도 마찬가지로 이해관계가 얽힌 국가들의 정부와 기업, 시민들이,

교육 분야에서는 정부와 정책 당국, 교육 기관, 시민들이 트리즈를 적용하는 주체가 된다. 각 분야들의 특성 상 정치, 경제, 교육에서는 여러 요소들이 결합되어 나타나는 기술적 모순과 한 가지 일의 두 요소나 조건이 대립되어 나타나기 쉬울 경우 물리적 모순이 나타나 두 종류의 모순이 혼재하는 반면에, 외교나 문화 분야에서는 보통 기술적 모순이 더 많이 나타난다.

비 기술 분야에서 나타나는 모순은 직접 그 원인을 찾아서 해결하는 방법도 있지만 그렇게 해결하지 못해도 우회적으로 해결 가능하기에, 사실상 다양한 해결책이 제시될 수 있다. 대개 문제 상황이 여러 가지 모순과 여러 사람들의 이해관계, 가치관이 한꺼번에 관련되어 있어 복합적이기 때문에 한 사람의 생각이나 노력만으로는 해결되기 어려운 경우가 절대 다수이다. 따라서 문제 상황에 아무리 좋은 트리즈 적용 원리를 적절하게 적용하려고 해도 그 이행이 쉽지 않으며, 원리 적용 후 문제의 결과가 사람들이 생각지 못했던 요소로 인하여 원하는 이상적인 결과가 제대로 나타나지 않을 수 있다.

의학 분야의 가장 특징적인 사실은 트리즈 적용 대상이 살아 있는 생명체를 다룬다는 데에 있다. 그리고 트리즈를 적용하는 주체가 바로 다름 아닌 의사이다. 의학에서의 문제 상황은 제대로 파악하기 힘든 경우 무엇이 모순인지 알기 힘든 경우도 많다. 특히 하나의 대상의 두 조건이 대립하여 나타나는 물리적 모순이 많이 나타난다. 아무리 훌륭한 이론이어도 실패하였을 경우 사람의 생명이 담보로 하고 있으므로 트리즈 적용에 신중을 기해야 한다. 바로 이 점이 의학의 창의와 다른 분야의 창의가 다른 핵심적인 이유이다. 윤리와 생명의 외경을 전제로 윤리적인 충돌을 피하기 위하여 윤리적인 트리즈 개발에 힘써야 한다.

배아 줄기 세포를 예로 들어보자. 배아 줄기 세포를 발견하고 연구함으로써 우리는 많은 질병으로부터 자유로워질 수 있다. 그러나 배아 줄기세포가 가지는 가장 큰 윤리적인 쟁점은 배아를 개별 인간으로 볼 것인가, 아니면 단순한 세포 덩어리로 볼 것인가의 문제이다. 발생의 어느 시점부터 개별 인간으로 보는가에 따라 배아줄기세포 연구는 윤리적 논쟁 하에 있다. 배아를 개별 인간으로 봐야한다고 주장하는 이들은 배아는 인간존재로 발전할 수 있는 잠재성을 지니고 있기에 수정되는 순간부터 생명체로 인정되고, 이를 이용하는 것은 살인행위라고 주장한다. 이렇듯 의학에서는 단순히 창의적이며, 효율적이라는 이유만으로 '윤리적 책임'을 벗어날 수 없다. 의학은 직접 생명을 다루며, 생명을 가장 존중해야하기 때문이다.

이것뿐만 아니라, 배아줄기세포 연구가 활발히 진행되면서 논란이 되고 있는 것은 잉여배아의 문제이다. 이 배아들은 생명을 폐기처분할 수 없다는 논쟁 하에 냉장보관으로 보존되고 있다. 그러나 냉장보관으로 보존할 수 있는 기간은 최대 3~5년이며, 그 이후에는 폐기처분 되어야 한다. 여기서 새로운 논쟁이 발생한다. 결과적으로는 죽을 운명에 있는 배아를 치료를 목적으로 활용하자는 것이 배아 줄기세포 연구자들 측의 주장이다. 이러한 논쟁들 외에도 인간의 복제와 같은 다양한 문제점이 대두되고 있는 것이 배아줄기세포 연구의 현실이다.

하지만 의학이 이러한 '윤리적 책임'에 막혀 제 역할을 못하고 있는 것은 아니다. 2007년 11월 말 미국 위스콘신 메디슨 대학 제임스 톰슨 교수팀과 일본 교토대 야마나카 신야(山中伸彌) 교수팀이 배아가 아닌 피부세포로부터 줄기세포(유도만능줄기세포)를 얻는 기술을 개발하여 노벨생리의학상을 수상한 것처럼, 의학이 넘어야 할 이러한 윤리적 비판은 또 다른 의학적 창의를 불러 일으켜, 더 나은 기술 개발의 촉매 역할을 하기 때문이다.

앞으로 유도만능줄기세포를 연구하면서 해결해야 할 과제는 이 세포는 모든 조직으로 분화되지는 못한다는 것이다. 그럼에도 불구하고 배아줄기세포가 해결하지 못한 윤리적 문제를 해결할 수 있는 중요한 자원이 될 것으로 각광받고 있다.

참고 글 3 의학트리즈를 어떻게 활용할까?

의학은 본래 그 학문의 넓이와 깊이, 폭이 커, 생기는 문제도 난이도가 높다. 학부 시절에는 그저 수동적인 공부 외에 의학적 문제를 맞닥뜨린 경험은 거의 없다. 대학원에서 연구를 하면서 학위를 완수하는 과정에 자연스레 많은 문제와 필연적으로 조우하게 되었다. 현재 교수로서 이런 문제들은 수그러들지 않는다. 의학도는 필연적으로 문제와 만나게 되고 비겁하게 물러서서는 안 된다. 의학의 문제를 누군가 해결한다면 의학도외에 누가 해결하겠는가? 더구나 생명과 직결된다면? 하여 수많은 문제를 겪다보니 미국에 연구년을 마치고 귀국한 2000년 초에 문제 해결에 관한 이론서를 찾던중 "트리즈" 이론을 접하게 되었다.

트리즈는 공학의 문제해결이론이다. 그러나 나는 '이를 의학에 적용하면 어떨까?' 라는 생각으로 국내에 출판된 이론서를 거의 읽었다. 의학엔 의공학 기술을 활용한 의료기기를 많이 사용하니 트리즈의 도입은 당연하리라 생각하였다. 뜻밖에도 당시 원주 권에 트리즈라는 용어 자체를 아신 의료분야의 교수는 없었다. 인터넷에도 Medical TRIZ라는 말은 없었고, 미루어 의학에서 이를 도입하여 체계화한 사람은 없었을 것으로 판단하였다. 당시 트리즈 학회가 생기기전 트리즈 모임에 참석하면서 견문을 넓혔고, 실제 트리즈 학회에 참석하면서, 내 주제를 발표하면서 여러 전문가와도 교류하였다. 그중 한분이 우리학교 후배 교수와 고교 동창이신 이경원 교수님으로 많은 격려를 해주셨다. 지금 생각하면 그 분야의 대가이신 분이 전혀 다른 분야의 무명 과학자를 포용과 따듯하게 대해 주셔서, 더욱 의학트리즈가 필요하다는 확신을 갖게 되었다. 불행히도 이분은 최근 불의의 사고로 소천 하셨다. 이 글을 쓰게 된 동기도 애통함으로 감정을 분출하기보다 트리즈 식 사고로 이성적 글로써, 이 분의 사람됨과 정신을 진정 기리기 위해서다. 직접적으로 트리즈 기술들을 전수받은 것은 아니지만 불퇴전의 열정과 포용, 확신, 제자 사랑 등 이 분의 영향이 크다. 이 분이 하늘에서도 나로 인해 의학/메디칼트리즈가 꽃 피우기를 성원하리라 믿는다. 트리즈 학회에 참석해보니 공학 외에 경영, 사회, 행정 등 인문사회 분야에서도 활용 사례가 있었고, 교육 등의 분야에서도 많은 사례가 있었다. 규모는 작지만 산학연등이 모두 참석해 매우 인상적이었다. 그 해결로 실제 경제적 이익이 발생하니 관심을 갖을 수밖에 없는 것이다. 이로 많은 영감을 얻게 되었으며, 의학 분야에서 다양한 적용이 가능할 것으로 확신하였다.

그러나 아무도 가본 길이 아니기에 첫 번째 질문은 "어떻게 하면 의학에서 트리즈를 가르치거나 체계화를 할까?" 이 역시 문제였다. 문득 "의학의 문제해결을 트리즈처럼 패턴화하고 실례를 발굴하고, 기존의 발명과 해결책을 트리즈 원리로 분석하여, 새로운 문제 해결에 적용한다면 많은 의학도에게 도움이 될 것" 이라 판단하였다. 여러 문제해결이론에서 의학의 관점에서 트리즈의 장점은 공학이론 이다보니, 문제 해결을 위해서 자연과학적 방법/도구인 물리, 화학, 생물의 원리를 도입 할 수 있다. 이는 문과적 사고로는 생각하기 어려운 것이다. 또한 체계적이며, 공식화된 체계가 있다. 따라서 문제를 정의하고 해결하기 위한 기초를 닦기엔 의학도들에게 적합하다. 그러나 아직 체계와 이를 바탕으로 문제를 해결한 실/사례가 부족하여 단순히 개념을 얘기하고 전수하기엔 설익은 단계였다. 이 후 사례 발굴을 위해서, 트리즈를 공부하기 이전 부터 오랜 시간에 걸쳐 풀었던 문제, 그리고 당면한 문제를 기존에 해왔던 수읽기 방식(이는 바둑에서 체득한 것임)과 트리즈를 병행하여 적용하기 시작했다.

구체적으로 의학 분야에서는 연구, 교육, 행정, 진료 및 봉사 등에 작용 할 수 있었다. 나는 기초의학자여서 주로 연구, 교육, 행정등에 낀 수만 있으면 즐거이 도전하는 자세로 문제 해결에 임하였다. 이 중 동물실험윤리위원회(위원회로 줄임) 시스템을 구축한 사례를 들면, 일단 문제는, 법령으로 반드시 설치해야는데 비용 및 거리, 구성에 어려움이 있었다. 당시 의대와 원주캠퍼스를 총괄해야 하며, 이 두기관은 거리상 10km 떨어져 있어, 위원들 시간 조정이 어렵고, 위원 9인중 1/3은 이해관계가 없는 분들로 원주 외에 거주하실 수 있어, 더욱 위원회 회의 일정을 잡기기 어려울 것으로 생각되었다. 게다 예산이 당시 500만원 정도였다. 당시 부총장님이 의대 학장에 부탁하여(당시 매지엔 수의사가 없어 위원회 구성이 어려움), 그 총대를 내가 메게 되었다. 누군가가 추천하였다는데, 궂은 일 이나 난제에 대한 도전을 마다하지 않았다. 트리즈 원리 중 "모방"이 있다. 여러 분교가 있는 경우, 온라인 투표 시스템이 도입이 된 것을 바로 파악하였고, 가격까지 1주내에 파악하였다. 당시에 적어도 3000만원에서 1억이상이었고, 가격조건에서 제동이 걸렸다. 트리즈의 원리중 "반전, 역경/나쁜 점을 순경/좋은 점으로 전환" 등이 있다. 연세대도 이 정도인데 당시 수요가 많은 다른 대학도 예산이 없을 것으로 예상하여 과감한 제안을 하였다. 기본형에 우리가 여러 콘텐츠를 개발할 터이니, 이는 무상으로 드릴터이니 다른 대학에 그 플랫폼을 팔 수 있도록 제안하였다. 그 회사 사장님이 연세대 출신 인 것도 덕을 보았다. 타기관 위원들은 가급적 강원도에 거주하시는 분으로 구성해서 불과 3개월만에 문제를 해결하였다. 당시 위원회 서류는 온라인 투표를 하나 서류는 오프라인으로 제출이 되어야하는데 이를 공인인증시스템 도입으로 국내 최초로 온라인으로만 가능하게 하였다. 회사하고 한 약속이지만 좋은 아이디어를 내어 회사에게도 도움이 된 것이 기뻤다. 교육을 수료해야 계획서를 낼 수 있어, 국내 최초로 온라인 교육 시스템을 구축하였다. 회사는 이런 경험이 없어 우리가 아이디어와 콘텐츠를 내고, 회사는 기술적으로 완성하였다. 온라인에서 수료증까지 나오니 참 보람이 있었다. 나는 트리즈 원리로 설명하면 "병합" 이다. 여러 기능을 합친 것이다. 거기에 외국인 대학원생/연구자를 위하여 영문콘텐츠까지 만들었다. 이는 웹으로 게시되 않았지만 역시 국내 최초로 책자로 제작하였다, 물론 많은 돈이 들었 것으로 생각하나, 비용이 거의 안들었다. 내가 영어권 교포자녀를 멘토

링 하면서 위원회 관련 교육자료 등을 번역토록 시켰다. 당시 법령도 우리가 최초로 했고, 담당 정부 부처보다 앞섰다. 이는 트리즈의 목표인 IFR(Ideal Final Result: 이상적 최종 결과)로 최고의 가성비를 구현한 것이다. 그리고 당시 연세대내 많은 위원회가 있는데 우리가 IACUC(위원회의 영문 줄임)의 도메인(IACUC.YONSEI.AC.KR)을 선점하였다. 원주등 메디칼/메디신 등이 들어가면, 사용자들 시간을 더 뺐지 않겠는가?

나는 이런 것이 트리즈의 정신이라 생각한다. 단지 편익을 좇는 것이 아닌 사람을 이롭게 선한 꾀를 내는 것이 의학에서 반드시 필요하다고 생각한다. 물론 이런 해결 과정에서 트리즈로만 문제를 해결 한 것은 아니다. 그러나 기존의 여러 경우의 가능성에 트리즈 식 문제분석과 정의, 문제 해결을 위한 다양한 패턴을 고려하여, 분명 도움이 되었다. 이 위원회 플랫폼은 다른 유수한 기관에 많이 보급되었다. 물론 나는 회사와의 오랜 약속을 지켰다. 현재 이 시스템은 계속 보완되고, 진화하고 있다. 나는 위원장으로서 공식적으로 제출에서 결과 통보에 3주로 웹에 공시하나, 실제 나는 5-10분 내에 처리한다. 세상에서 제일 빠르다. 돈이 들지 않기 때문이다. 이는 트리즈에서 배운 철학이다. 최근 의학의 난제를 플기 위한 바이러스 동물실험연구에 모교가 승인에만 최대 1년 4개월이 걸린 점은 나에게 매우 쓰라린 경험이다. 물론 생물안전성에 대한 우려임을 이해하나, 한편 트리즈 식 사고로 내 주변이 혁신되기를 한편으로 소망한다. 트리지안(TRIZIAN: 트리즈인) 은 끊임없는 혁신을 추구한다. 젊고 유망한 의학도들이 자신의 관성과 타성에서 벗어나 진정한 트리지안이 되길 바란다.

CHAPTER 03

의학 문헌 안내 및 관련 탐색

CHAPTER

03 의학 문헌 안내 및 관련 탐색

1. 학습 목표

의학 문헌의 종류, 탐색법을 배운다.

학술 잡지의 평가, 인용지수, SCI/E 등 전문 용어,

활용을 배운다.

문헌 DB(Data base)의 종류와 주요 DB 활용법을 배운다.

한국 연구자정보(KRI: Korea Research Information) 탐색을 배운다.

2. 학습 안내

1) 학습 개요

이번 시간에서는 의학에서 창의적 사고와 활동을 위한 첫 관문으로 문헌 입문 및 탐색에 대하여 배운다. 이중 가장 중요한 학술 논문의 속성, 평가, 국내외 의학 연구 DB 탐색 및 연구자정보 탐색 등을 배운다.

실습 : KRI, IF, RISS(Research Information Sharing Service), Pubmed, Google scholar

IF외 다른 인용지수도 배운다. IF의 오용 또는 과장된 사례도 알아본다. 소개 후 논문과 관련된 글과 논문을 읽고(가급적 수업 전에 읽을 것을 권함) 당일 수업에 과제를 수행해야 함.

2) 학습 요령

개별 및 조별 과제를 수행해야 하는데, 관련 주제의 글은 필독이며, 글에서 언급된 웹은 미리 방문하거나 가입하여야(특히 교내 도서관) 원활한 조별 수업이 가능하다. 우리 도서관 RISS의 ID/PW를 만들거나 알아두면 시간을 절약 할수 있다.

첫 시간은 이론 강의이고 두 번째 시간은 실습(조별, 개인별) 이 있으니 조별 및 개별 답 작성을 위하여 랩탑이나 노트북등을 가져오면(최소 조에서 두개) 진행이 편할 것이다. 도서관 웹은 스마트폰으로도 가능하니 PC 비휴대 조원들도 조 과제를 도울 수 있다.

3. 학습 과제

1) 조짜기/배정

수업 전 과대와 상의하여 10개조(100명기준)로 미리 편성하여 조별 과제를 준비한다.

2) 수행 과제

(1) 개별 : "문헌 입문"과 강의를 듣고, 느낀 점과 본인의 문헌 탐색을 향상시키고 싶은 방안을 쓰시오!

각 담임반 교수님 학위 제목/전공 분야를 쓰고, 저널중 가장 IF가 높은 잡지, 수치는?

(2) 조별 : YMJ(Yonsei Medical Journal) impact factor와 YMJ 2020년도(또는 수업 해당년도)에 교신저자로 논문을 낸 우리의대 교수님 성함과 논문 제목은?

참고 글 1 문헌 입문

의학에서 문헌은 근거중심의 핵심이다. 그러나 문헌은 논문, 책, 특허 보고서, 인터넷 글 등에 서 오며 이들은 그 원 1차 자료, 즉 실험적 자료에서 기원한다. 그러므로 이들을 잘 선택하고 어느 정도 입증되고 의학도들이 배울만한 사실은 소위 의학 제 분야의 "교과서"에 실리게 된다. 문제는 이들 교과서적 진술도 바뀔 수 있는 점이다. 이는 의학의 학문 속성 상 빠르게, 다학제 통합적으로 진보하다 보니 특정 진술의 오류가 드러나게 된다. 그러므로 의학에서 반드시라는 말/진술은 매우 위험하다. 예로 위궤양의 원인은 지금은 위염균인 헬리코박터 파일로리나, 저자가 학생시절에는 미생물 설은 전혀 없었다. 문헌을 읽고 선택할 때 매우 신중해야 한다.

여러 근거 문헌 중 논문은 최신 지견과 비교적 객관적 사실을 접할 수 있어 연구의 초심자들에게는 반드시 입문해야 하는 큰 벽이다. 의대 과정에서 논문에 관하여 제대로 알려주는 과정이 실상 없다. 이 글은 의예과 학생이 논문 읽기에 앞서 알아야 될 사항을 요약하였다. 우선 학술 잡지/저널(Scholarly journal)는 일반 또는 전문잡지와 다르다. 이유는 학술적 공정성, 객관성 때문이다. 학술 잡지의 논문은 동료심사(Peer review)를 거쳐 출판된다. 여기서 동료심사는 심사자가 누군지 모르는 암맹심사로 적어도 2명에서 5명까지 철저하게 심사하므로 통과가 쉽지 않다. 더구나 저명한 잡지, 소위 CNS(Cell, Nature, Science)는 출판되면 최고의 학문적 평판과 주목을 받을 정도로 까다롭다.

여기서 저명한 잡지는 잡지의 평판을 정량적으로 산출된 JIF(Journal Impact Factor) 에 근거한다. 이는 저널 측량지수(Journal metrics)중 가장 흔히 쓰이는 인용지수로 특정 저널 당해연도 이전 2년간 인용된 평균 횟수이다. 즉 당해 연도에 잡지가 출판한 논문수에 비해 이전 두 해의 타 잡지에서의 논문인용수를 나눈 수로 피인용도가 높으면 당연히 IF는 증가하게 되고 잘 인용되는 신뢰성 높은 잡지로 인정받는다. 따라서 논문 투고시에 고려 할 필수 사항이며, 학생 수준에서는 발표나 연구를 위한 문헌 조사시 가급적 IF가 높은 잡지를 선택하면 근거 제시에 공신력을 준다. 자세한 사항은 실습시간에 배울 것이며 우리 기관 도서관 웹 https://ywmlib.yonsei.ac.kr/JCR(Journal Citation Report)에서 쉽게 알 수 있다.

간략히 소개하면 미국의 사설기관인 톰슨 ISI(Institute for Scientific Information)에서 1961년부터 전세계 과학기술분야의 잡지에 수록된 논문을 대상으로 SCI(Science Citation Index)라는 데이터베이스에서 기원한다. 매년 발표하는 JCR Impact Factor의 정의는 다음과 같다.

2020년의 특정 잡지의 Impact Factor를 계산하는 방법 :

A: 2020년에 발행된 잡지에 실린 논문에서 특정 잡지의 논문이 인용된 건수

B: A의 인용된 건수 중 이전 2년간(2018-2019)의 발행분에 대한 인용 건수

C: 이전 2년간(2018-2019) 그 특정 잡지에 실린 논문의 수

D: 그 특정 잡지의 2020년도 Impact Factor = B/C

즉 간단히 “A” 저널이 당해 연도에 인용된 논문수 / “A” 저널의 최근 2년간의 총 논문수

특정 잡지 투고나 참고 시 해당 저널의 IF를 찾는 방법을 학생과의 대담형 식으로 소개 하려 한다.

교수 : 우선 이번 대담 및 강의에서는 내 논문을 예로 설명하겠네. 새로운 항생물질이 포도알균에 대한 효능을 밝힌 것으로 미생물학 또는 감염학 잡지에 투고하려고 하네. 보시게

1 단계 : 대개는 학교나 기관 도서관에 링크되어 있네. IS웹중 JCR을 찾아 다음 화면을 볼수 있네. Subject category는 분야별로 알파벳 순서로 볼 수 있네. 논문과 관련된 Microbiology 나 Infection을 찾아보겠네.

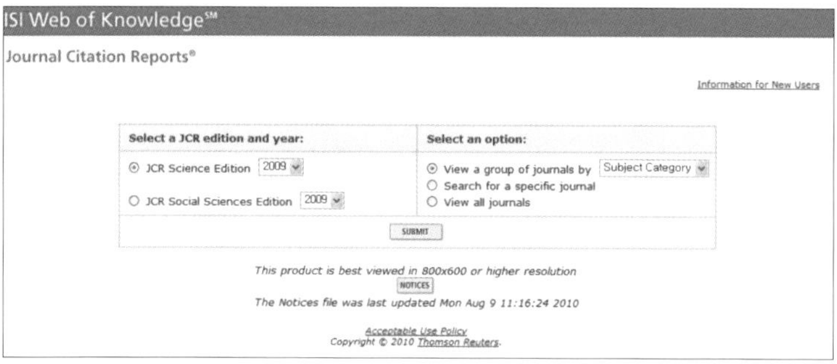

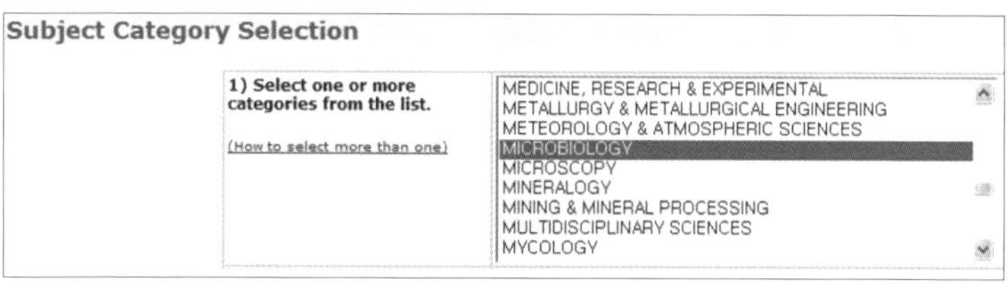

2 단계 : 다음은 찾은 항목에서 IF 순서대로 찾으면 JAC(Journal of Anti microbial Chemotherapy)을 보면 아래와 같이 순위가 17번째, 7번째로 나오네. 물론 분야별로 다르나 감염학인 경우 이 잡지는 임상이나 미생물학보다는 분야가 좁아 좀 더 순위가 올라가 있네.

이 두 분야 중 순위가 높은 많은 잡지가 연구가 아닌 종설잡지이네. 종설을 인용을 많이 하니 순위가 높을 수밖에 없네. JAC은 감염학 분야에서는 종설을 빼면 3번째이고 미생물학분야에서도 6번째이네.

1) Select one or more categories from the list.

(How to select more than one)

IMAGING SCIENCE & PHOTOGRAPHIC TECHNOLOGY
IMMUNOLOGY
INFECTIOUS DISEASES
INSTRUMENTS & INSTRUMENTATION
INTEGRATIVE & COMPLEMENTARY MEDICINE
LIMNOLOGY
MARINE & FRESHWATER BIOLOGY
MATERIALS SCIENCE, BIOMATERIALS
MATERIALS SCIENCE, CERAMICS

2) Select to view Journal data or aggregate Category data.

◉ **View Journal Data** - sort by: Impact Factor

○ **View Category Data** - sort by: Category Title

SUBMIT

Mark	Rank	Abbreviated Journal Title (linked to journal information)	ISSN	Total Cites	Impact Factor
☐	1	NAT REV MICROBIOL	1740-1526	8398	17.644
☐	2	CLIN MICROBIOL REV	0893-8512	10034	14.691
☐	3	CELL HOST MICROBE	1931-3128	2135	13.021
☐	4	ANNU REV MICROBIOL	0066-4227	7144	12.804
☐	5	MICROBIOL MOL BIOL R	1092-2172	7417	12.585
☐	6	FEMS MICROBIOL REV	0168-6445	6025	9.783
☐	7	PLOS PATHOG	1553-7366	6527	8.978
☐	8	CLIN INFECT DIS	1058-4838	38561	8.195
☐	9	CURR OPIN MICROBIOL	1369-5274	6261	7.866
☐	10	TRENDS MICROBIOL	0966-842X	6906	6.894
☐	11	J INFECT DIS	0022-1899	38500	5.865
☐	12	ADV MICROB PHYSIOL	0065-2911	845	5.750
☐	13	CELL MICROBIOL	1462-5814	6620	5.725
☐	14	MOL MICROBIOL	0950-382X	34568	5.361
☐	15	ENVIRON MICROBIOL	1462-2912	8268	4.909
☐	16	ANTIMICROB AGENTS CH	0066-4804	41312	4.802
☐	17	J ANTIMICROB CHEMOTH	0305-7453	16521	4.352
☐	1	LANCET INFECT DIS	1473-3099	6362	15.583
☐	2	CLIN INFECT DIS	1058-4838	38561	8.195
☐	3	EMERG INFECT DIS	1080-6040	18017	6.794
☐	4	J INFECT DIS	0022-1899	38500	5.865
☐	5	AIDS	0269-9370	19911	4.909
☐	6	CURR OPIN INFECT DIS	0951-7375	2271	4.723
☐	7	J ANTIMICROB CHEMOTH	0305-7453	16521	4.352
☐	8	ANTIVIR THER	1359-6535	2956	4.322

학생 : 생각보다 높네요. 논문 출판에 자신이 있으셨나요?

교수 : 실상 이 논문은 이전에 국내 IF가 0.3인 SCIE 급 저널에서 거절된 논문이라네. 보강하여 논문이 JAC에 수락되는 성과를 거두었네. 자신이 있다면 국내에만 머무르지 말고 자신 있게 국제 잡지에 도전하는 것도 필요하네.

학생 : 정말 놀랍네요. 교수님께서 말씀하신 논문쓰기와 출판 저널을 정하는 것이 중요하다는 말을 실감하겠습니다. 그런데 SCIE는 무엇이고 국내에는 어떤 국제잡지가 있나요?

교수 : SCIE는 SCI expanded 데이터베이스의 약자이고 대체로 신생잡지인 경우 SCI에 등재되기전 DB(Database)에 수록된 잡지이네. 최근 이 두 DB가 SCIE로 통합되어 구별은 의미가 없네. 본 의대 도서관 웹 사이트, http://ywmlib.yonsei.ac.kr 에서 찾을 수 있네.

우리나라 의대 도서관 웹에서는 대체로 JCR 서비스를 제공하므로 학부학생도 연구에 관심이 있으면 손쉽게 원하는 논문을 찾을 수 있다.

의학 논문은 주로 Pubmed(무료), Google scholar(무료), Scopus(유료), Web of science(유료) 같은 유수한 DB를 접속하여 찾을 수 있다. 대체로 도서관 웹에서 한 번에 방문이 가능하니 도서관을 잘 활용해야 한다. Pubmed가 가장 일반적인 DB나 SCI/E급 저널이 수록이 안 된 경우도 있어 다른 세 DB를 찾으면 대개 나온다. 이들 DB를 활용하는 교육은 정기적으로 있으므로 배워두면 매우 유용하다. 이런 해외 영문 DB도 유용하나 국내 연구 동향과 성과를 알 필요가 있다. 이런 경우에는 국내 DB를 찾아야 한다. 여러 DB 중 유용한 것은 RISS /KERIS(한국교육학술정보), KISS(한국학술정보) 등이다. 해외DB에는 없는 학위 논문, 국내 학회 논문등을 볼 수있고, 국회도서관이나 국립중앙도서관 DB는 각종 보고서, 논문등 단시간에 국내 연구 동향과 진행을 파악하는데 매우 유용하다. 특정 주제에 관한 연구 사전조사시 이들 DB외에 국내외 특허까지 조사하면 그야말로 물샐 틈 없다. 특허에 관하여는 트리즈에서 다루었으므로 생략한다. 이들 DB를 잘 활용하고 문헌을 읽고 이해하는 속도가 늘면, 의학의 고수로 가는 첫 관문에 입문하게 된다. 이런 문헌 탐색은 연구주제 찾기외에 경쟁 또는 관심 연구자의 연구 파악에도 유용하다. 예를 들면 대체로 세미나/강연에 초빙된 강사에 청중들은 무심코 준비 없이 들어간다. 질문 편에서 언급되지만 제대로 된 질문을 하려면 적어도 한시간 가량 시간을 내어 발표자 동향을 파악해야 한다. 한시간 정도면 대략 핵심 논문 5-10편정도를 볼 수 있고, 관련 주제 논문은 2-3편 정도라 쉽게 파악이 되며 국내 연구자인 경우 KRI(한국연구업적통합정보시스템) 웹 https://www.kri.go.kr/kri2을 이용하면 10분내에 연구자의 학력/경력, 업적 등을 알 수 있다. 해외 연구자인 경우 구글 등에 공개된 경우가 많아 이를 종합, 높은 수준의 질문을 준비해야 한다. 이런 준비 없이 강연을 듣고 그 자리에서 질문하는 것은 내 기준으로는 가장 낮은 수준의 질문과 청강 태도다. 이렇듯 문헌 탐색은 웹을 이용하여 언제든지 배울 수 있는 장점이 있지만 항상 가장 최신의 지식으로 볼 수 없다. 비교적 최근의 저명한 국제학회/세미나 등을 통해 배울 수 있다. 학회 참석하는 주요한 이유중 하나다. 즉 사람을 만나야 배울 수 있는 것이다. 문헌 탐색은 비대면성 측면이 때로는 단점이 될 수 있다. 높은 IF의 저명 저널에도 자료 조작 및 유령 저자의 사례 같은 연구윤리 위반도 있어, 논문만 봐서는 주장한 결과를 완전히 믿기는 어렵다. 이런 이유로 대면적 지식, 인터뷰나 대화, 토론, 발표 등이 지식 확장과 사실 확인에 필수다. 그러나 한국 학생들은 매우 소극적으로,. 발표장에 가면 적극적으로 질문하고 토론하며 배우려는 열정을 보기 어렵다. 문헌 해독력과 대면적 소통 기술이 조화되어 연구를 위한 총체적 지식이 배가되길 소망한다. 이런 방식에 익숙해지면 학부과정에서 족보를 달달 외우는 암기식 공부를 멀리하게 된다. 좀 더 문제해결형, 과제/주제중심 협력 학습 등이 필요한 이유이다. 다양한 의학의 문제 해결에는 답과 과정이 꼭 하나일리 없기 때문이다. 결론적으로 문헌 탐색은 의학 연구에 입문하는 첫 관문으로 학부생들도 창의적 사고를 위해서는 필수적인 기술이며, 대면적 소통도 병행해야 슬기로운 의학의 문제 해결사가 될 수 있다.

CHAPTER

04

의학 논문
안내, 읽기, 출판윤리

CHAPTER

04

의학 논문 안내, 읽기, 출판윤리

1. 학습 목표

의학 논문의 필요/중요성을 배운다.

의학 논문 읽는 법, 구조를 배운다.

저자권(Authorship), 출판윤리의 기본 사항을 배운다.

2. 학습 안내

1) 학습 개요

이번 시간에서는 의학에서 창의적 사고와 활동의 중요한 결과물인 논문에 관하여 배운다. 저자가 쓴 여러 논문을 예로 종류, 기능, 읽는 법, 논문의 수준/질 평가, 논문 탐색법, 저자 연구, 출판윤리 개념 등에 대하여 배운다. 참고 논문을 예시로 구조에 따른 논문 독해법을 실습한다.

소개 후 논문과 관련된 글과 논문을 읽고(가급적 수업 전에 읽을 것을 권함) 당일 수업에 과제를 수행해야 함.

2) 학습 요령

개별 및 조별 과제를 수행해야 하는데, 관련 주제의 글은 필독이며, 논문도 미리 최소한 초록이라도 읽어보아야 한다.

첫 시간은 이론 강의이고 두 번째 시간은 실습(조별, 개인별) 이 있으니 조별 및 개별 답 작성을 위하여 랩탑이나 노트북등을 가져오면(최소 조에서 두개) 좋을 것임.

3. 학습 과제

1) 수행 과제

(1) 개별 : 논문을 어떻게 읽을 것인가?" 와 강의를 듣고, 느낀 점과 본인의 읽기를 향상시키고 싶은 방안을 쓰시오!

(2) 조별 : 참고 논문(Ref 1-5) 5편의 질문과 답을 쓰고, 각 논문 형태/종류의 차이를 쓰시오.

참고 글 1 ✎ 논문을 어떻게 읽을 것인가?

의학의 방대하고 심오한 지식은 연구의 결정체인 논문에서 출발한다. 믿을 만한 사실은 까다로운 검증을 거쳐 소위 각 분야의 "교과서"에 실리고 의학도는 이를 배우고 이를 활용하여 더 발전시킨다. 논문을 제대로 읽는 훈련을 의대생들이 받기 어렵다. 임상 실습하면서 실전에서 환자 증례나 문제를 중심으로 보통은 논문을 수동적으로 받아 읽게 된다. 졸업 후 본격적으로 전공의가 되면 환자의 문제 해결과 전문의 시험 응시 요건을 위해 한두 편 논문이 필수라 그때서야 논문과의 싸움이 시작된다. 전문의가 된 후에도 꼭 교수가 안 되더라도 다양한 목적으로 논문을 읽고 쓰게 되는 경우가 많다. 그러면 이 과정을 조금 앞당겨서 논문과 친해지려면 논문을 읽고 분석하며, 발표하는 구체적인 방법을 배우는 것이 최선이다. 저자가 시작한 의예과의 의학연구방법론과 창의의학에서는 논문을 찾고 분석하는 법을 배우게 된다.

실제 실습 전에 간략히 읽는 법에 대하여 약술한다. 여기서 논문은 의학에 국한한다. 논문은 학술 논문을 뜻하며 동료심사를 거친, 적어도 Scopus 이상 등재된 잡지에 한한다. 학술논문은 대체로 초심자가 읽기 어려운데 이는 전문 용어와 문어체를 선호하기 때문이다. 따라서 이를 감안하여 핵심어나 그 분야의 전문용어는 미리 알아두면 읽기가 용이하다. 저널을 처음 직접 읽어 보려면 저널 평가 방법의 하나로 저번 수업에서 배운 IF(인용지수)를 토대로 본인이 필요한 분야에 난이도를 고려하여 저널을 선택한다. 연구 저널의 종류는 연구논문, 종설, 증례 및 가설 등이 있다. 보통 학위를 받으려면 연구논문, 즉 실험 논문을 써야 한다. 실험 논문은 시험관, 동물(무척추, 척추), 인체 실험 등을 포함한다. 연구 논문은 대체로 가설-검증(Hypothesis- testing) 논문이 주다. 이외에 기술(Descriptive) 논문 및 방법론(Methodology) 논문으로 대별된다.

이 중 의학에서는 가설-검증이 주며, 이를 중심으로 설명한다. 먼저 논문의 구조는 보통은 제목, 저자 및 소속, 초록, 서론, 재료 및 방법, 결과, 논의, 사사, 이해상충/충돌 및 인용/문헌 등으로 구성된다. 각 저널마다 약간의 변형이 있어 이는 저널 가이드라인을 읽어 보면 된다. 논문 읽기의 목적은 지식

습득 및 당 저널에서 "무엇을 연구했고, 이에 대한 답을 얻었는가?" 라는 점이다, 요약하면 연구 저널은 질문과 답이 있다. 그 질문과 답의 수준에 따라 논문, 즉 연구의 가치가 결정된다. 논문 해독은 질문과 답을 찾고 이해하는데 있다. 질문과 답은 제목에서 먼저 드러난다. 대체로 제목이 답이며 이를 근거로 질문을 유추할 수 있다.

제목은 보통 구(Phrase)로 만들며, Effect of X on Y in Z로 구성된다. 초록에도 질문과 답이 있고, 논의에도 답이 반드시 있다. 논문은 특정한 형식이 있어 질문과 답의 상투적 표현이 있다. 특히 영어논문은 정형화 되어 있어 이를 이해하면 빨리 질문과 답을 찾을 수 있다. 질문을 위한 배경(Background) 지식이 필요하다. 배경은 알려진(Known) 사실과 미지의(Unknown) 사실을 알리고 다음으로 질문에 이른다. 이 질문은 가급적 단순하지만 명확하고, 뻔하지 않으면서, 아직 답/해결이 안 된 것이어야 한다. 한 예로 생명의 유전 물질의 핵산즉 DNA 분자구조를 밝힌 Watson과 Crick의 질문은 가장 난이도가 높고 결국 이를 해결하여 노벨상을 받게 된 것이다. 근래에는 2012년도에 톨양 수용체(TLR: Toll-like receptor) 을 발견하여 노벨상을 받은 주제도 "인체(숙주)에 다른 분자/물질이 침입 시 이를 어떻게 아는가?" 라는 질문인 것이다. 때로는 간단하지만 여태 답이 없는 경우도 많다. 일단 질문과 답을 찾아내면 논문 읽기가 쉽다. 이제 간단한 실습을 통해 알게 될 것이다.

보통 초록 읽기를 먼저 한다. 빠른 시간에 내용을 파악하기 위해서이다. 초록은 논문의 얼굴이다. 초록은 한편의 영화 예고편처럼 모든 내용이 요약되어 있다. 초록에는 두 가지가 있다. 즉 구조화 및 비구조화 초록이다. 비구조화가 보통 초록 형식인데 여기에는 배경, 질문, 결과, 결론/답 및 기타(전망, 연구의 의미/중요성)로 구성된다. 각 부분에는 상투적 표현이 있어 이를 알면 논문을 분석하기 쉽다. 어떤 논문에서 질문과 답이 일관성이 없는 경우가 많다. 이는 저자가 잘못 쓴 탓이다. 가급적 질문과 답은 핵심어가 반복되어야 한다. 흔히 영어 작법은 "같은 단어를 반복하면 안 된다." 고 배웠지만 과학 영어에서는 틀리다. 정확한 내용을 전달하기 위해서 반복이 필요하다. 군대에서 복창하는 것과 같다.

다음으로 서론은 논문 읽기와 분석이 어려운 곳이다. 서론도 초록처럼 배경, 질문이 있으며, 답은 없는 것이 정석이다. 보통 3-5 단락으로 구성되며 실제 짧고, 명확할수록 좋은 서론이다. 서론이 반드시 길어야 될 필요는 없다. Nature의 letter는 고작 3쪽(4000자)이다. 장황한 논리와 긴 문장이 논문의 당락을 결정짓지 않는다. 그러나 서론의 질문의 경우 문제점, 한계/제한점/단점 등으로 변형된 경우가 있어, 특히 임상 및 보건 사회학적 기술형 논문에서는 이를 명확히 가려내야 원활한 논문 분석이 가능하다.

답을 알려면 어떤 결과를 얻었는지 알아야 한다. 결과는 다양한 방법으로 얻은 다수가 보통이다. 결과가 많을수록 좋지만 일관 되지 않거나 기존의 다른 논문의 결과와 다르면 답의 전개와 변증이 어렵다. 그럼에도 불구하고 질문의 난도가 높으면 다양한 고난도 방법과 이에 따른 결과가 나온다. 결과는 정직성과 재현성이 생명이다. 즉 연구자는 윤리적으로 무장되어야 한다. 다수의 결과가 일관되어 나오는 것은 정상이 아니다. 어느 한 두 개는 예상치 못하거나, 심지어 반대의 것도 있다. 이를 정직하게 제시하고, 논의에서 이를 변증하는 것이다. 결과는 답이 아니고 더구나 데이터(자료)가 아니다. 결과는 가공된 자료다. 결과는 단순히 원자료를 그대로 보여주는 것이 아니라 해석과 객관적 분석 및 계량화가 되어야 한다. 따라서 비교, 유의성(Significance) 등이 필요하며 따라서 통계적 지식과 활용이 필수다. 이렇게 결과를 이해하면 결과가 모여 한 개 또는 다수의 답을 얻어 논의에 이르게 된다.

논의는 읽기와 분석이 가장 어렵다. 물론 쓰기도 그렇다. 논의가 어려운 것은 저자가 글의 구조를 의식하지 않고 쓰기 때문이다. 즉 독자 탓이 아니다. 원래 논의는 일종의 변론서로 수사학적 구조를 갖고 있다. 대체로 크게 세부분(처음, 중간, 나중)으로 나누며, 대체로 4-6단락으로 구성된다. 각 단락의 들어갈 문장에 구성요소는 대체로 10가지 이상이 있다. 주장/답/결론, 지지, 설명, 방어(장단점), 모순 변증, 독창성(신규성, 중요성, 의미), 비일관성(자체 또는 외부 결과 비교 시), 비예측성, 제한점/약점, 유효성/검증, 중요성/연구의 의미/파급 효과/전망 등 이외에도 다양한 수사학적 변형이 가능하다. 이는 논문을 분석하면서 확인 할 수 있다. 이런 복잡한 과정을 거쳐야 비로서 논문을 이해하고 제대로 읽을 수 있다. 그러나 여기에 머물러서는 안 된다.

논문 읽기는 쓰기를 위한 초석이다. 논문을 읽으면서 저자의 스타일 중 좋은 점은 배워야 한다. 그리고 분석을 잘하면 작곡하듯 논문을 쓸 수 있게 된다. 국내 저자라도 간명하고 명확한 영어로 논문을 쓰는 분의 노하우를 배우는 것도 중요하다. 재료 및 방법은 보통은 늦게 읽어도 된다. 그러나 몇가지 점을 염두에 두어야 한다. 재현이 가능하도록 기술하며, 근거가 있고, 특히 최근에는 연구 윤리가 강조되어 동물 및 인체 실험시 해당 위원회에서 허가한 번호와 윤리적인 내용을 써야 한다. 그리고 적절한 통계 기법도 필수다. 기타 논문의 나머지 요소인 인용/문헌에 대하여 알아보자. 저널은 각자 특유의 인용방식이 있다. 그중 의과학 저널은 Vancouver(밴쿠버) 스타일이 가장 일반적이다. 저널 인용은 초록을 제외하고 서론에서 논의까지 넣을 수 있다. 인용의 세 원칙은 정확하고, 근거/증거가 있으며, 특이적이어야 한다. 그리고 실제 읽어 본 문헌이며, 찾기 용이해야 한다. 그 외 Acknowledgement(사사)는 연구비 정보와 기여자를 명시할 수 있다. 이해상충(Conflicts of interest)은 최근 연구비 수혜와 관련하여 이해관계에 따라 자료가 조작되거나 변조 될 가능성에 대비하여 이를 미리 알리는 것으로 최근에는 연구비와 저작권에 관한 소명이 강조되고 있다.

끝으로 저자에 대하여 알아보자. 저자는 보통 제1저자, 공저자, 교신/책임/통신저자로 구성된다. 보통 직접 실험을 한 사람이 제 1저자가 되며, 이를 지원해준 모든 책임자(PI)가 교신저자가 된다. 교신저자는 영화의 감독과도 같으며, 논문이 표절이나 조작 시 모든 책임을 지기 때문에 막중하다. 그러나 최근 논문의 양과 질에 따라 임용, 승진, 포상, 연구비 당락에 큰 영향을 추세라 저작권에 따른 치열한 공방과 비윤리적인 행위가 일어나기도 한다. 유령저자, 뇌물/선물저자, 관례저자 등이 아직 만연하며 최근에는 이를 규제하는 움직임으로 줄어드는 추세다. 최근에는 각 저자의 역할을 약술하는 저널도 있다. 그리고 연구의 난이도가 높을수록 여러 연구 그룹이 모여 연구를 할 경우 공동 제1저자와 교신저자가 다수인 경우도 있다. 학술 논문은 실상 법적 문서처럼 문장 하나 하나가 과학적 사실과 근거에 입각해야 한다. 더구나 표절이 만연하므로 책임저자, 리뷰어(논문 심사자), 교정자등을 이를 엄격히 걸러내야 한다. 표절은 논문 거절 사유며, 심지어 책임저자 퇴출 사유가 된다. 그러나 지식이 부족한 초심자의 경우 이 모두를 선별하기 어렵다. 처음 단계는 질문과 답을 다음은 결과를 이해하고 배경 지식을 차근차근 습득해야 한다. 이런 단계를 되풀이하면 어느덧 난이도가 높은 논문의 이해와 분석이 심지어 연구 고안, 가설을 내어 실제 연구에 참여하여 논문을 쓰게 된다. 필자는 의대생들이 이런 과정을 빨리 익혀 좀 더 시대가 요구하는 앞선 의학을 하길 바란다. 이런 훈련을 통하여 발표를 위한 대본 작성은 보다 세련되고, 근거 있게 되며, 어떤 과제의 보고서라도 이런 과정을 통하여 보다 정밀하게 다듬어지게 될 것이다. 논문의 길은 쉽지 않다. "Publish or Perish" 출판하지 않으면 안 되는 논문의 중요성을 알기 바란다.

CHAPTER

05

의학 소통에서 질문과 대답

CHAPTER

05 의학 소통에서 질문과 대답

1. 학습 목표

의학적 해결에서 질문과 답의 중요성을 배운다.

의학 논문에서 질문과 답을 찾는 법을 배운다..

대면적 소통에서 질문법과 대답을 배운다.

2. 학습 안내

1) 학습 개요

이번 시간에서는 의학 소통에서 질문과 대답을 배운다. 이와 관련 세부 주제는 다음과 같다.

가. 의학에서 질문의 중요성 의미를 배우고, 경험과 실례를 나눈다.

나. 질문의 종류, 수준을 평가하는 방법을 배운다.

다. 질문하는 효과적인 방법을 배운다.

라. 질문자의 바람직한 자세를 배운다.

마. 질문시 장애요인과 주의점을 배운다.

바. 다양한 상황에서 질문법을 배운다.

사. 질문에 대한 효과적인 대답을 배운다.

소개 후 논문과 관련된 글과 논문을 읽고(가급적 수업 전에 읽을 것을 권함) 당일 수업에 과제를 수행 해야함.

2) 학습 요령

개별 및 조별 과제를 수행해야 하는데, 관련 주제의 세 글은 필독이며, 미리 읽어보아야 한다.

Ref 1. Echinomycin 종설 논문을 바탕으로 다양한 수준의 질문 만들기를 실습한다. 우리 도서관(여러분의 학번; PW는 도서관에 물어보시길)과 RISS의 ID/PW를 만들거나 알아두면 시간을 절약 할 수 있다.

3. 학습 과제

1) 수행 과제

(1) 개별 : 보내드린 질문과 대답에 관한 참고 글 3편을 읽고 느낀 점을 쓰고, 그 안에 어떤 질문자/답변자가 되고 싶은가? 그리고 그 이유를 간략히 쓰시오!

(2) 조별 : 참고논문 Ref 3. Watson 노벨상 수상 DNA구조 규명 논문을 미리 읽고 질문과 해답을 찾고 구어적 표현을 세 가지 이상 찾고 그중에 두 문장을 고쳐 볼 것?

참고 글 1 왜 질문을 하지 않는가?

의대생뿐만 아니라 다른 국내 학생들과의 대화/인터뷰에서 느낄 수 있는 뚜렷한 점은 질문이 없다는 점이다. 외견상 호기심(Curiosity)이 없는 것처럼 보인다. 내가 만든 영어 경구이다. Good or Bad question makes a great man. No question makes nothing. Or Great makes great, tiny makes tiny. 무릇 한국인이라면 호연지기와 웅대한 한민족의 기상과는 먼 좁쌀 같은 태도를 견지하는 것이다. 인이 몹시 깊이 박혀있다. 의학은 방대하고 웅혼한 대양과 저 우주와 같다. 겸허하고 소박한 호기심만이 소년의 영혼에 그 깊이와 비밀을 내 맡기곤 한다.

누가 질문 없는 학생을 만들어냈는가? 이러한 화두는 어리석은 질문인지 모른다. 질문 없이 수석하고 소리 없이 시골의사로 평범한 일상의 의료인으로 전락한 예를 수없이 봐왔다. 평범한 Scoreism(점수주의) 에 길들여진 교육은 절대로 한국적 의학교육의 지평을 열수 없다고 확신한다. 질문 없는 천재(?)는 실상 비극이다. 한국적 교육의 관점에서 질문은 다소 기이(Queer) 한 또는 튀는 모습으로 보여 지곤 한다. 질문 없는 우등생과 우둔한 질문을 하는 둔재에 나는 후자에 점수를 주고 싶다. 이는 선진교육이 사지선다형 교육보다는 다면적 평가와 창의성, 도발성, 노력과 열정을 중시하는 맥락과 같다. 질문 없는 교육을 강요하는 선생도 한 번쯤은 교육방법에 대하여 생각해볼 일이다.

이에 대한 대안으로 P&E or PCL(Presentation and Evaluation or

Presentation-Centered Learning)은 제가 창안한 교육방법이지만 매우 효과적임을 확신한다. P&E 에서도 어떤 학생들은 슬라이드를 인터넷에서 그대로 베끼곤 한다. 질문과 응답을 통하여 이를 가려낼 수 있다. 개인적으로 바둑이 고수에 속한다. 몇 수만 두어보면 기력의 강도와 향기를 맡을 수 있다. 질문과 응답을 통하여 지성과 인격, 가능성, 열정, 진지함, 정직성을 평가할 수 있다. 과거에 미국에서 2000년도에 귀국하여 선 강의 후 특정 주제에 대한 에세이를 쓰게 하였다. 물론 점수 비중이 시험 못지않았다. 실상 이는 교수에게도 도전이었다. 한 주제를 채점하는데 적어도 처음에는 20분이상이 소요되었다. 결과는 놀라왔다. 시험에 일등한 학생이 꼴등의 점수를 받거나 형편없는 논리와 베낌의 미학을 드러내질 않는가? 여러 책과 다양한 자료를 인용한 이들은 평범한 학생이 더 많았다. 이후의 학생들의 불만과 타 교수들의 피드백, 그리고 많은 소요시간 등으로 이 시험을 중지하였다. 그러나 확신한다. 주어진 정보로 새로운 정보를 만나고 정리하며 또 새로운 진리의 새벽을 만나는 이는 그 중독성과 환희에 열광하게 된다. 그러므로 주어진 지식의 나열과 암기와 반복에 불과한 피상적 지식을 멀리하게 된다.

이렇게 묻고 싶다. 오직 주어진 먹이만 탐닉하는 애완용 과학자가 될 것인가? 국제적(Global) 약육강식 의학의 정글, 그 무한 경쟁에서 국가와 민족을 지키며 때로는 국부를 창출하는 야생 의학 사냥꾼이 될 것인가? 먹이감인가? 사냥꾼인가? 이는 카이스트의 러플린 총장이 말한 내용과 궤를 같이한다. 국가가 먹여주는(Feeding) 기관이 국제적 경쟁에서 이길 수 있는가? 국가가 연구비를 지원해주고 특혜를 받고 이는 국내용 독주와 독식과 불평등의 굴레만을 가중케 하지 않는가? 이는 우리의 의학분만 아니라 교육시스템에도 적용된다. 스스로 자생하며 야생의 기관, 과학자가 되어야 우리학교가 우리 지역이 우리나라가 살리라. 그러기위해서 질문을 용납하며 대답을 만들고 그 답이 시원치 않으면 다시 고치고 또 고치는 견인의 작업을 해야 하지 않을까? 미생물학, 면역학 및 의학의 역사에서 배우는 것은 실상, 질문의 응답의 혁신과 그 고통의 역사이다. 왜 질병은 작은 미생물에서 유래 되는가? 이는 당시에 어리석은 입에 꺼낼 수도 없는 금기의 질문이었다. 그러나 이는 현대의학의 출발점이 되었다. 질문을 하면서 배운 점은 의학을 전공하면서 "교만을 떠는 태도는 버려야 한다. "의학도는 매우 차별적이고 이기적이고 융화가 어렵다고들 한다. 이는 의학의 특수성과 전문성에 기인한다. 의학을 전공하면서 누구나 이런 과정을 겪게 된다. 그러나 이에 머물러서는 아니 된다. 자긍심과 유아독존의 영역 위에 공존과 일치, 보편의 세계가 있다.

내가 만든 전의학적 탐구(Total medicine explorer)는 이 경지를 지칭하는 말이다. 자신의 의학적 지식에 도취하지 말고 더 크고 깊고, 넓은 세계로 의학적 지혜에 이르라! 하여 뭇 대중을 온몸, 불꽃같은 혼으로 이해하며 다가서는 연세 정신의 그 정수로 고통과 아픔을 달래주거라! 배움에 목말라하는 이들이여! 이제 질문을 만들고 뱉어라!

참고 글 2 How to make a question

1. What is the importance and meaning of the question in medicine?

Question is an important key to knowledge and it gives deep insights on how we can broaden our understanding on basic matters. Question serves also as beginning of unpuzzling mystery and it stimulates thinking and reasoning. Through the art of questioning, one can connect concepts, make inferences, increase awareness, encourage, creativity, and imaginative thought, aid critical thinking processes, and help learners explore deeper levels of knowing, thinking, and understanding(Erickson, H.L: Concept-based curriculum and instruction for the thinking classroom).

2. How can one use the question skill in his research or study? Effective way to make a question?

Question is very important in research process. Research relies mainly on the art of questioning, a researcher constantly pop the question on facts and techniques that cover his discipline. Raising a question brings out a self-motivated learner, which is also a characteristic of a researcher. People learn to ask good questions by asking and then receiving feedback on them(Brain Marshall: Emphasis on Teaching).

3. What type of questioner would you want to be?

Questioners may be grouped depending on the purpose of their question as such, they could be categorize as follows: (1) people who are really curious to know the answer to their question, and are enthusiastic to get the answer; (2) people whose main purpose is not to receive an answer but to show how intelligent they are and how much they know, they will give a very detailed and complicated explanation and ending up you do not know what their question actually was; (3) a questioner who just want to test you and your knowledge, someone who asks something where in fact he already knew the answer only to see if you know it, too and lastly (4) a questioner who doesn't show eagerness/excitement on hearing the answer, only to ask you in order to criticize you and what you want to say. Therefore, among the four different kinds of questioners, one would want to be a kind of questioner who is really curious to know the answer to question, enthusiastic and thirsty to get knowledge and new information, hang on and absorb each word the person's answer.

4. How many kinds of question are there?

Generally, questions are being categorized as either open or closed. Closed question is a type of question that simply require an answer or a response to be given from memory while open question require to think more deeply and to give a response that involves more than recalling a fact or reproducing a skill (Burns Marilyn: The Importance of Questioning). Closed question can be categorize as (1) factual, a simple, straightforward question based on obvious facts or awareness; and (2) convergent, question that solicits very finite range of acceptable accuracy. Open question is further divided into divergent, explore different avenues and create many different variations and alternative answers or scenarios and evaluative, questions that usually require sophisticated levels of cognitive and/or emotional judgment (Erickson H.L: Concept- based curriculum and instruction for the thinking classroom).

5. Which type of question is best?

A feature of a good question is a question that encourages a person to think, to learn, to analyze, to criticize and to be able to solve unfamiliar problems.

6. Role of good questions in Academic meeting

When the questions are wise and appropriate, others will applaud your insight and understanding. Sincere questions are a great conversation starter (Atkins P: The Ten Great Ideas of Science). Good questions are good for everyone involved (Rick Brenner:What makes a Good Question?). In Academic meeting, Good questions can help to remove ambiguous part and make clear point of presenter. Good questions are needed to be short, clear, and unambiguous.

7. Way of making good questions

It is important to start with the answer you want to get and then devise a question tha will lead to that answer so that the question is not too vague or broad (Patrick Rael: What makes a question good?) Also choosing the appropriate type of question is very helpful. There are two big categories in questions. Open and closed.

8. Good methods to be ready to make questions on conference

- It is good way to search the information about the background of article, author, and related studies before participating in conference so that you can understand it better and able to make a good question.

- Note taking will also help to make good questions. If you

have curiosity on some point, write down and later you can have some references to formulate your question or you can have the time to rethink about my question so that you would know what you really want to know afterwards (Rick Brenner: What makes a Good Question? and Alon U: How to choose a good scientific problem)

- To generate good question, don't make an assumption everyone is making, and ask yourself, what would happen if that weren't true? This can help to make brilliant questions.

Open question **(when you want a discussion, narrative)**	**Closed question** **(When you want short, crisp answer)**
- Subjective questions (Ask for an opinion)	- Identification questions (When you want to inhibit long discussion)
- Objective questions (Ask for specific information)	- Selection questions (Which do you like better?)
- Problem solving questions (When you want action ideas)	- Yes/No questions (Do you like this?)

9. How do you respond to question?

- Always answer questions kindly. Acknowledge the person asking a question as if they have done you favor by asking a good question. Try saying, "that's a great question" for every new question you get (Brain Marshall: Emphasis on Teaching: The importance of Questions).

- Show eagerness to the audience by showing good attitude and willingmess to fulfill their curiosity (Patrick Rael: What makes a question good? and Alon U: How to choose a good scientific problem). Encourage questions constantly by creating a question-asking environment.

- Being honest on what you know, try not to tell any knowledge without evidence so that it could be more sincere presentation (Patrick Rael: What makes a question good?).

References

1. Erickson, H.L. (2007). Concept-based curriculum and instruction for the thinking classroom. Thousand Oaks, CA. Corwin Press. Retrievedon <http://www4.uwsp.edu/ education/ lwilson/learning/quest2.htm>, cited 20 December 2012.

2. Brain Marshall. Emphasis on Teaching. New York: BYG Publishing Inc. Retrieved on < http://www.bygpub.com/eot/ author.htm>, cited 20 December 2012. Burn Marilyn. (2011). The importance of questioning. Math Solutions. Retrieved on, < http://

www.mathsolutions.com/documents/9780941355513_PART1.pdf>, cited 20 December 2012.

3. Atkins, P.(2003). Galileo's Finger: The Ten Great Ideas of Science. Oxford: Oxford University Press.

4. Rick Brenner(2006). What makes a Good Question? Point Lookout:6(43) Patrick Rael(2004).What makes a question good?, Reading, Writing, and Researching for History. Alon, U.(2009). How to choose a good scientific problem. Molecular Cell:35(726-728).

참고 글 3 왜 답하기를 두려워하는가?

한국인들은 끓는 피와 혼을 갖고 있다. 수이 달아오르며 선한 핏대를 새우며 때로는 일원의 가치(?)에도 목숨을 걸기까지 한다. 우리의 숭고한 열정과 혼은 그야말로 보물이다. 그러나 좀더 차원을 넓혀보자 차원이라 함은 다양한 각도와 시각, 폭과 넓이, 깊이, 미세와 무한, 국지와 글로벌(범 세계)까지의 너비를 포함한다. 우선 명확한 문제의 제기는 답해야 할 의무와 목표를 낳는다. 우리 축구의 목표--〉 월드컵 4강! 물론 나는 이 견해에 동의하지 않는다. 월드컵 4강이 아니면 어떠랴? 노벨상 4강이 더 중요하지 않을까? 그러면 노벨상 32강정도는 어떨까?

이는 당혹케 하는 질문이 아니다. 도대체 왜 세계 몇 번째를 그리 외칠까? 그러한 교육과 강박적인 사고의 틀에 모두가 경도되어 편승한다면 그 사회는 건전한 것인가? 그러면 문제를 던져 예상 답을 유도하여 스스로 먹이를 사냥하는 야생성을 우리는 회복해야한다. 언제 부터인가 ? 우리는 묻기를 두려워하고, 어렵게 물은 물음에 답하기도 주저하게 되었다. 질문의 다음 단계는 답이다. 답은 움직인다. 그리고 또 변화한다. 역동성에 고정적인 교육과 강요된 답안과 고정된 주입식 교육은 독이다.

현대의 두뇌전쟁의 핵심은 창조와 속도이다. 창조는 독창성에 근거하며 이는 신이 허락한 자유의 깃발이다. 속도는 단지 물리적인 빠름 그 이상이다. 때로는 느려 터진 굼뱅이 정신도 엄청난 빛의 속도의 등가물일 수 있다.

이는 깊은 인문학적 사고와 깊이에서 가능하다. 어찌 되었든 물음과 답 이 둘의 선한 공방은 필요하다. 이제 많은 답을 말하기 위하여 먼저 물어보자. 아니 물어야한다. 물음을 던지고 나서 묻는 자는 그 책임을 벗어나지 못한다. 답하기에 적어도 동참해야 되는 의무를 지닌다.

이제 사회는 여러 문제와 답의 공방의 소용돌이에 서있다. 물음은 사소하지만 엄청난 파장을 낳는다. "신이 존재하는가?, 네가 그리스도인가? 나자렛에서 대단한 것이 나오겠는가? 부서진 배12척으로 500척이 넘는 왜선을 격파할 수 있는가? 우리나라가 축구 4강에 들수 있는가? 지방 의대가 서울의 유수한 의대를 제칠수 있는가? 미국을 다녀와야 꼭 영어를 잘하는가? 자녀들의 외국 유학 체류, 기러기 아빠 현상은 과연 정상적인가? 현재 교육시스템에 교육부의 입김은 정당한가? 특정한 대학과 특정 인/집단의 연구비 집중과 카르텔은 우리나라 교육과 과학발전에 유익한가? Nature, Science 에 논문을 내야 훌륭한 논문일까? 다수의 견해는 꼭 옳고 합리적인가? 앞으로 우리나라 먹거리 산업은 무엇일까?"

이제 이 땅은 도전적인 질문에 뒤이은 답을 타는 목마름으로 기다린다. 창의적이고 꿈틀거리는 그야말로 우리를 변화케 하는 그 무언가를 기대한다. 답하기를 두려워하지 말라.

이제 차원을 넓혀 사랑을 논해보자. 나는 강의시간에 Molecular love(분자적 사랑)를 설파한다. 이 질문은 "우리의 목숨도 버릴만한 불속에 뛰어들만한 열정이 왜 많은 기아와 어린이, 여성, 임산부에 목숨을 앗아가는 열대성 기생충 질환연구에 투신한 사람은 별로 없을까?" 라는 의문에서 비롯된다. 많은 사람들의 생명을 앗아가는 난치성 감염질환은 단연 답의 우선순위이다. 이는 부어야할 사랑 목록에 신이라면 불경스럽지만 우선순위 일게다.

의대생에서 기생충학은 사양 학문이다. "기독교학교에서 그 많은 골수 기독의대생, 보건계열의 학생들은 다 어디에 있나? 보이고 거대해 보이는 종이 사랑에 우리는 너무 경도되어있지 않는가? 과연 사랑의 책임 한계는 어디까지일까?" 분명한 것은 내가 아는 한 그 분야에 투신한 의학도는 매우 드물다. 임상의를 의미함이 아니다. 열대성 기생충질환인 말라리아, 주혈 흡충, 기타 많은 질환들을 이해하고 이의 격퇴에 동참함은 남의 이야기가 아니다. (우리나라도 점점 아열대 화 되고 있다) 이의 의과학적인 최선의 해결책중 하나는 백신 등 치료제 개발이다. “그러면 백신개발의 인프라는 있는가? 그러면 그런 인프라는 누가 만들어야 하는가? 적어도 법과 제도를 통하여 만들어야 하는 인식이 필요하지 않을까? 사시와 고답적인 시스템에서 배출된 현재 법조인과 많은 인문학도들은 과연 무엇을 해왔나?”

문제 해결보다는 그야말로 일류대 및 간판을 지식의 명품으로 치장에 치중한 것이 아닐까?

답은 현상으로 남는다. 현상이 고답적이고 개선의 여지가 있다면 이는 그 시스템의 근원적인 개혁과 개선을 요하는 증거다. 많은 서양, 일본의 과학자는 때로는 많은 감염질환의 연구를 위하여 자신의 목숨을 바꾸기까지 하였다. 일종의 분자적 순교이다.

“그러한 과학도들이 우리 주변에 있었는가? 앞으로 있을 것 인가? 우리의 의학협회와 의학도들은 무엇을 한 것 일까?: 이러한 질문에 대해 그 주체의 성격을 파악하면 답은 쉽게 도출된다.

분자적 사랑은 지극히 작은 것도 때로는 나노수준으로 우리의 시각을 좁혀나가는 일탈이 필요하다. 우리는 변이를 두려워한다. 변이는 비정상을 의미함을 우리는 무의식적으로 알고 있다. 그리하여 우리사회에 다소의 변이는 허용이 안 된다. "이는 글로벌하게 맞는 것인가?"

"왜 글로벌을 외치는 것일까?" 이는 우리나라가 더 이상 동네 수준에서 머무름은 곧 정체와 퇴락, 즉 자신의 퇴출을 의미하며 이는 선한 열심히 일하는 자에게 곧 비수를 들이대는 병리 현상이기 때문이다. 미국의 힘은 끊임없이 다양성과 변이를 허용하며 건전한 되먹임(Feedback)속에서 피는 찬란한 연꽃의 생명력이다.

우리도 다양한 질문을 허용하고 변이와 독종과 변종에 대하여 관대해보자. 이는 곧 우리의 피며 바로 우리의 찬란한 유산이 될 것이다. 그리고 답을 달아보자. 남이 아닌 내가, 이제 이 나라를 유원지로 여기는 지식인들이 이 땅에 발붙이지 못하도록 종이 답이 아닌 생명의 답, 피와 땀, 눈물 그 마지막 한 방울까지 흘리며 최후의 일초까지 답을 대보자.

CHAPTER 06

의학 글쓰기, 논문 작법, 출판윤리

CHAPTER

06 의학 글쓰기, 논문 작법, 출판윤리

1. 학습 목표

의학 글쓰기 원칙, 스타일 코드를 배운다.

의학 논문 작법의 원칙과 스타일을 배운다.

출판윤리에서 표절의 개념과 이를 피하는 방법을 배운다.

인용법을 배운다.

2. 학습 안내

1) 학습 개요

이번 시간에서는 의학에서 창의적 사고와 활동의 중요한 결과물인 논문에 관하여 배운다. 저자가 쓴 여러 논문을 예로 종류, 기능, 읽는 법, 논문의 수준/질 평가, 논문 탐색법, 저자 연구, 출판윤리 개념 등에 대하여 배운다.

소개 후 논문과 관련된 글과 논문을 읽고(가급적 수업 전에 읽을 것을 권함) 당일 수업에 과제를 수행해야 함.

인용법의 종류와 바른 인용법을 배운다.

표절 방지에 도움되는 웹 :

http://vod.yonsei.ac.kr/ : 표절방지

영어논문작성법 :

http://ywmlib.yonsei.ac.kr/Account/GoTurnitin : 턴잇인

https://www.copykiller.com/ : 카피킬러

2) 학습 요령

개별 및 조별 과제를 수행해야 하는데, 관련 주제의 세 글은 필독이며, 미리 읽어보아야 한다.

3. 학습 과제

1) 수행 과제

(1) 개별 : "의학 글쓰기란?" 와 강의를 듣고, 느낀 점과 본인의 글쓰기를 향상시키고 싶은 방안을 쓰시오!

참고 글 2의 초록을 수정(철자, 문법, 문맥의 오류가 있으면) 하시오, 그리고 어려운 단어를 찾아 쉬운 단어로 바꾸시오.

Ref 1논문의 구어적 표현을 지적하고, 그 중 두 가지를 고치시오.

(2) 조별 : 참고 글 3의 영문을 독해하고 쉬운 말로 요약하시오.

참고 글의 초록 수정을 모아 조별 최종 수정본을 작성, 제출하시오.

참고 글 2와 Ref 1논문의 문체의 차이는?

참고 글 1 의학 글쓰기란?

의학도가 처음부터 글쓰기를 필요로 하지는 않다. 수동적인 학습, 즉 많은 지식을 흡수하느라 자신의 견해나 기껏해야 과제 수행으로 기존의 결과를 정리한 보고서 정도 일 게다. 그러나 본격적인 의학 연구의 길로 입문시 글쓰기는 필연이요, 생존무기가 된다. 의과대학 학부에서 글쓰기를 제대로 배울 기회는 적다. 졸업 후 학위 및 연구 논문, 취업 지원서를 쓰게 될 때 비로서 그 필요성을 절감하게 된다. 의학을 하면서 필요한 글쓰기는 보고서, 논문, 지원서, 발표 원고, 기고문, 연구비 응모 등 다양하다. 필자가 연구자로서 성장하는데 글쓰기가 결정적인 역할을 하였다. 미국에 연구년을 갈 때 IMF라 경제 사정이 어려웠는데, 연구비 지원서를 내어 LG 연암재단 및 미국 슬로운-케터링 암연구소에서 2년간 거금 85000불을 받아 연구에 전념 할 수 있었고, 가족을 아무 걱정 없이 부양 할 수 있었다. 이전에 AACR 이라는 세계적 암 연구학회에서 포스터 발표와 이때 알게 된 분이 나를 초청한 교수가 된 것이다. 한마디로 연구비 지원서, 연구실 응모 및 포스터 발표에 이르기까지 글이 결정적인 역할을 하였다. 이는 동료 연구자들도 별반 다르지 않다. 한국에 돌아와서도 계속된 연구를 위한 연구비 지원서 및 발표가 인정을 받아 지금의 나를 만든 것이다. 하여 좀 더 이런 과정을 후학들이 체계적으로 배웠으면 하는 아쉬움이 있다.

의학 글쓰기에 관한 몇 가지 원칙을 정리하면 다음과 같다. 의학은 과학적 글쓰기 원칙이 적용된다. 정보가 생명이므로 정확하고, 근거가 있어야 한다. 윤리성도 절대적이다. 표절하거나 없는 사실을 꾸미거나, 과장, 변조해선 안

된다. 스타일(Style), 즉 문체 면에서 언어의 경제성이 필요하다. 같은 내용을 간결, 명료하게 다듬으며, 쉬운 말로 쓴다. 구조가 있는 글(예로 논문)은 가급적 이를 지켜야 한다. 물론 이런 원칙이 모든 의학 글쓰기에 적용되지 않는다. 여기에는 약간의 예외가 있다. 제일 난이도가 높은 학술 논문의 경우 전문가인 독자와 평가자를 고려하여 어려운 전문 용어나 고급 어휘를 사용하는 관례가 있다. 이는 Dress code처럼 글에도 Style code가 있는 법이다. 영문을 쓰는 경우 조셉 윌리암스의 "Style" 정독을 권한다. 이 책에서 막연히 우리가 배웠던 많은 어려운 영어명문 독해가 실상 악문(惡文)인 예와 이유를 알 수 있다. 국문 작법도 같다. 비원어민의 경우 영어 작법이 더 정교하고 난이도가 높아 영문을 많이 쓰면 역설적으로 국문 글쓰기에 도움이 된다. 국문 의학 글쓰기에 주의 할 점은 용어이다. 의학용어가 다양한 번역이 있어 가급적 최근의 표준 번역을 참조해야 한다. 가급적 의사국가고시에 나오는 용어를 참조한다. 아직도 의학용어는 다양한 분야와 겹쳐 이들 비의학 학회와의 용어 조율이 필요하다. 용어의 혼란은 많은 낭비를 가져온다. Helicobacter pylori는 헬리코박터 파일리로리 로 번역된다. 필자는 이를 위염균의 번역을 선호한다. 이는 번역원칙에 충실한 것이다. 간결, 명료하고, 뜻을 새겨 옮긴 것이다. 열자를 세자로 바꾼 언어의 경제성은 글쓰기 원칙에 합당한 것이다. Clostridium difficile은 클로스트리듐 디피실레 로 번역된다. 뜻을 새긴 번역이 없다. 위의 원칙을 따르면 "위막성 장염균"으로 번역 할 수 있다. 물론 공식 번역은 아니다. 필자는 수년전 미국 의사국시 대비 기초의학 미생물학교과서를 번역하면서 어려움과 비애를 느꼈다. 특히 여태 이런 문제를 방치한 학자, 학계에 분노했고, 이런 비경제적 단어를 외우고 시간을 허비하는 독자들에게 너무 죄송하였다. 우리는 너무 큰 성과에 매달린다. 그러나 글쓰기의 이 같은 작은 사례를 해결하는 것도 의학연구의 영역으로 볼 수 있다. 지난 글에서 의학의 정신은 방관이 아니라 투신과 도전이라 했다. 이와 일맥상통한다.

전문용어를 발음하는 자세도 지적하고 싶다. 대부분 의학용어가 라틴어, 그리스, 영어가 어원인 경우가 많아 발음이 어렵다. 원어민조자 제대로 소리 내지 못한다. 교수가 되어 강의 전 미생물 용어 발음을 찾아보니 그간 얼핏 알던 발음과 상당히 달랐다. 이후론 이를 학생들에게 정확히 알리게 되었다. "A는 B의 원인으로 초래된다." 라는 글을 흔히 의학 교과서에서 본다. 일종의 번역 투다. "A is caused by B."를 번역하면 비슷한 글이 된다. 뜻은 통하지만 전술한 글의 원칙에 어긋난다. A가 질환이고, B가 원인(균)이라면 "A는 B가 일으킨다. A의 원인균은 B다."가 더 나은 번역이고 글이다. 한문 투가 아니고, 수동태가 아니며, 글자수도 적고 이해기 쉬우니 객관적으로 낫다. 소리 내어 말해도 쉽게 이해된다. 이렇듯 짧은 글에서도 매우 섬세하게 분석하고 이를 구성하여 글쓰기를 해야 한다.

이런 스타일 못지않게 근거성은 필수 요건이다. 흔히 의학에서 많은 글은 정보를 담고 있으며, 근거가 명확하지 않으면 소위 교과서에 실릴 수 없다. 근거는 곧 권위이며 이는 알려진 사실에서 이미 검증된 사실에서 출발한다. 그러나 대중을 상대로 하는 글이 아닌 학술 논문이나 발표에서는 알려진 사실외에도 드물지만 최신 연구를 인용하거나 모르는 사실을 자신이 밝혔다면 이를 변증하는 근거를 찾아 법적인 문체로 변론해야 한다. 근거의 우위는 학술잡지의 평가 척도인 인용지수(Impact Factor:IF)나 측정도(Metrics)를 고려하여 비교적 높은 평가를 받는 논문을 인용하면 쉬이 설득 할 수 있다. 일단 근거를 위한 인용법을 알아야 한다. 밴쿠버 스타일이 제일 일반적이며 어떤 글이든지 논문 식으로 쓰고 인용을 하든, 안하든 근거가 선행되어야 한다. 의대생들이 제일 많이 쓰는 리포트/보고서 및 발표 원고조차 인용은 필수다. 많은 의대생 발표나 보고서를 보면 제일 아쉬운 점이 근거가 부족한 점이다. 이는 의사가 되어서도 마찬가지다. 기존의 지식을 되풀이 할 때는 문제없지만 특이한 사실을 표현 할 때 일반화의 오류가 많다. 의사와 의학이라는 치장을 벗겨 사실을 확인하면 근거가 부족한 경우가 많다. 최근 근거중심의학이 대세며, 메타분석 연구도 그 일환이다.

이외에도 의대생들이 자주 범하는 실수는 표절이다. 우리는 표절 교육을 제대로 받은 적이 없어 글쓰기에서 그리 주의하지 않으나 학술논문의 경우 퇴출 사유다. 이는 외국인 대학원생 논문을 지도 할 때 매번 느끼며, 첫 강의 때 늘 하는 말이다. 표절 자체를 모르고 출판윤리에 어긋나는 범죄 행위를 대부분 모른다. 이는 학부도 마찬가지이다. 학부에서는 영어를 쓸 기회가 전문하나 국문쓰기는 필수이니 꼭 표절 예방법을 알아야 한다. 최근 카피킬러가 도입되어 표절 감지가 쉬워졌지만 저자 자신이 인지해야 한다. 표절을 피하는 일반적인 방법은 일단 자신의 생각대로 쓰면 된다. 그러나 자신의 생각이 얕고 좁아 남의 글을 차용하는 과정에서 표절이 생긴다. 일반적으로 표절은 "타인의 출판 또는 미출판된 저작물의 일부를 출처 표기 없이 무단으로 사용한 모든 사례"를 뜻하며, 수학적 알고리듬으로는 5-8단어가 연속해서 겹치면 표절로 인식한다. 그러나 아이디어, 예술에서는 작곡, 이미지, 안무등도 예외가 될 수 없다. 인용을 하면 제일 쉽다. 그러나 연구란 자신의 생각과 결과가 있어야 하므로 인용은 자신의 것을 드러내기 위한 하나의 장식품이다. 의역(Paraphrase)도 어렵지만 좋은 방법이다. 영어 소프트웨어 중에는 동의어 등 대체단어를 제시해주는 소프트웨어가 있어 형식상 표절을 피할 수 있지만 아이디어 표절의 우려가 있어 많은 훈련이 필요하다.

저번 글(의학글읽기)에서 읽기가 숙달이 되면 쓰기가 편해진다고 했다. 특히 우리글은 맞춤법과 띄어쓰기, 한문, 외래어 등의 표기가 영어보다 어려워 우리글이라고 해서 결코 작법이 쉽지 않다. 특히 학생시절에 제대로 된 글쓰기 교육을 받기 어려운 세태를 감안하면 훌륭한 우리글을 쓰기가 쉽지 않다. 본 의대에서 의학연구방법론과 창의의학 수업에서 그나마 자신의 생각을 짧은 글을 쓰게 하는 것도 의대생들이 좋은 글쓰기를 바라는 의도에서다. 의학도라 해서 의학 분야의 글만 읽어서는 좋은 글을 쓸 수 없다. 학술 논문 외에 비 학술적인 글을 쓸 때도 많다. 요즘은 융합이 대세라 다른 분야의 최신 경향과 요즘 젊은이들의 사고와 쓰는 용어를 때로는 알 필요가 있다. 즉 편식을 피하고 포용적인 자세로 독서해야 하며, 그래야 좀 더 호소력 있는 글이 나온다. 마지막으로 글을 쓸 수 있을 때 결코 회피해선 안된다. 오히려 의학을 하면서 한글보다는 영어를 많이 쓰게 되면서 우리글에 대한 애정이 더 생겼다. 글이 의사라는 직업과 평생을 같이 하는 도구로 인식하기 바란다. 글이 되면 말은 저절로 된다. 글의 논리와 진실이 배여 말도, 발표도 반듯하게 하는 멋진 의사/의학도가 되길 소망한다.

참고 글 2 초록 수정 연습

The role of Innate immunity in medicine
; centered on toll like receptor (TLR)

Since the identification of the first Toll in insect in 1996 by Moffman (2012 Nobel laureate for medicine), the significance of innate immunity concocted with TLRs has increased in biomedicine. Innate immunity is the incipient sentinel against inner-or outer dangers. Optimal response to danger is the natural process toward overall immune maturation, immune homeostasis. Dysregulation of innate immunity is prone to critical diseases such as cancer, infection, atherosclerosis, stroke, sepsis, ischemia/reperfusion injury: a salutary activation of innate immune pathways are contravened by the known detrimental effects of dysregulated inflammatory signaling. Versatile instigating innate immunity is one of most expedient ways to control intractable disease. A panoply of innate immunocytes (e.g., macrophges, DC, granulocytes, lymphocytes) own TLRs, which are the core sensor of outer dangers such as PAMP(pathogen associated molecular pattern) of foreign gems. Paradoxically, TLRs may sense even endogenous ligands or self-molecules (damage-associated molecular patterns : DAMPs), thereby culminating in the development of sterile inflammatory diseases, such as rheumatoid arthritis, diabetes, experimental autoimmune encephalomyelitis, and uveitis, ischemia/reperfusion (I/R) injury as well as other tissue injuries, repair/regeneration. Of 11 TLRs, TLR 9 specifically sense methylated deoxycytosine-deoxyguanosine CpG typed dinucleotide unit such as bacterial nucleic acid. Exploiting this, artificial TLR 9 agonist functions one of the strongest vaccine adjuvants. As a prototype, synthetic oligonucleotides (ODN) holding CpG motifs have been entered a clinical trial for infection (i.e, Hepatitis B, C), cancer, and asthma. For an optimal tailored therapy, we developed novel TLR9, 2 ligand such as CpG ODN, PG (peptidoglycan). Like panacea, the salient efficacies of novel TLR ligands were intriguingly verified in the preclinical disease model such as cancer, osteolytic disease, and infection (eg., Staphylococcus, Trichomonas, Hepatitis B). Last, I wish to make attempt to suggestion of multidisciplinary TLR-based cardiovascular research plan.

참고 글 3 영문 독해 연습

Application of immunoredox model in biomedical research

Human diseases are a sequel of disruptions in homeostasis from outward or inward noxious danger. Of plausible touchstones for homeostasis, our previous notes hint that immune and redox axis may be quintessential. The existent immune recognition theory(SNS, INS, and Danger) for host defense has an inexplicability in immune response against shapeless stress or nanoparticles. Herein, the enriched examples are the natural or artificial habitat ascribing from physico-chemical diversion: deep sea, high altitude, polar region, gravityless space, hyperbaric chamber, medical adoption of light, gas, liquid, and noise/vibration. In non-character-, field-centered immunoredox model, humoral milieu such as blood, and body fluid is an authentic home like ocean since soluble mediators such as immunokines, and redox markers are fairly levied to host irrespective such extravagant stresses. Notwithstanding this bona-fide signature, the corollary signals per se are so meager. Thus to surmount this, immunoredox profiling via salient amplification assay may be pre-clinically or clinically availed as a surrogate predictive tool for disease progression and its interpretation

참고 글 4 논문 출판과 윤리

논문 출판 과정과 윤리적 고려 사항을 학생과의 대담형식으로 소개하려 한다.

학생 : 투고할 잡지를 정한후에는 어떻게 해야 하나요?

교수 : 바로 내는 것이 아니고 논문의 상태, 즉 윤리적인 요건을 갖추었는지 점검이 필요하다네. 예로 논문의 내용이 표절이 있는지, 윤리적인 위반요건이 있는지(이중 투고, 저작권, 표절, 자료 조작 및 오류) 살펴보아야 하네. 아래 내용을 보면, 먼저 이중 투고 또는 중복투고(Double/redundant publication)의 경우

1) 투고전 해당잡지의 편집인에게 알릴 것.

2) 이중투고에 관한 지침(일본외과학회,1993)을 따름. 즉 국내논문을 그대로 영문번역은 불가하고, 2-3개의 국내논문을 모아 표, 그림을 새로 작성시 가능(단 국내 논문의 인용과 국내 원저의 별책을 첨부).

최근 저작권(Authorship)에 관하여 다툼이 흔하네. 따라서 몇 가지 예를 들면

예)

가. A가 연구 설계, B를 시켜 실험 결과 산출시

→ A만 저자 or A(교신) B(제1저자)

나. A가 연구고안, 실험 결과가 부족하여 B와 공동연구 내지 도움을 받아 결과산출

→ A,B 공동저자 or A(교신) B는 공동저자

다. A가 결과 산출 후 B에게 결과 및 해석, 논문의 교정(단순교정이 아님) 등을 자문 받아 논문의 내용에 의미 있는 변화가 있을시

→ A(교신), B는 공동저자

라. A가 공동 내용설계, A랩의 B,C,D 및 J랩의 K등이 동등한 지분으로 연구 시

→ B,C,D,K는 공동 제일저자, A,J는 공동 교신저자

소규모 연구집단(랩 원 3명이하)에서는 가급적 공동연구를 통하여 연구의 몫을 나누고 저작권도 공유함이 바람직하네. 이런 과정이 끝나면 본격적인 작성과정에 들어가네. 작성이 완료되었다치고 우선 투고시 숙지 사항 및 공통적인 지침은 다음과 같네.

기술적 요구사항의 요약으로

- 이열간격(Double space)으로 작성, 원고는 A4 또는 Legal size 백색, 네 방향에 최소한 여백(25mm=1 inch), 페이지 번호는 표제지부터 연속하여 용지 상단/하단 우측에 씀
- 논문 각 항목(Sectionsection, component)은 새 페이지로 시작
- 순서를 점검 : 표제지(Title page), 초록과 주제어, 본문, 감사문, 참고문헌, 표(한페이지에 하나씩), 그림설명(Legends)
- 삽화(Illustrations), 인화사진(Unmounted prints)는 203X254 mm(8X10인치)이내
- 이미 출판한 자료를 사용하거나 사람을 식별할 수 있는 사진을 사용할 경우

동의서 동봉

- 저적권 양도 서류의 동봉
- 학술지가 요구하는 원고부수 제출
- 제출한 서류 전체의 복사본 보관

저널마다 다르니 해당지의 투고지침을 숙지해야 하네. 그리고 최근에는 온라인 투고가 대세이므로 과거처럼 우편 등으로 투고는 적네. 그래도 과거의 투고 방식은 아래와 같네.

<u>디스켓 원고</u>

투고규정에 따르되 저장본과 똑 같은 출력원고 송부

최종판원고, 파일명, 형태를 라벨에 적어 디스크에 붙임

사용한 하드웨어와 소프트웨어 정보제공

학생 : 이제 논문을 쓰기 위한 요령을 설명해주세요?

교수 : 내가 만든 몇 가지 요령이니 살피시게.

Tips for writing an efficient English paper

1) Think in English/translate into English : 가급적 영어로 생각하여 직접 쓰라는 뜻
2) Read guide book : 이론서를 읽을것
3) Make up article data base : 유용한 표현등을 모을 것(DB 구축)

4) Write first! (even Konglish or on the top of my head) : 일단 쓸것 (머리에서 표현이 뱅뱅돌아도)

5) Follow the rule and direction! : 이론과 지침을 따를것

6) Editing in your own way : 일단 자신이 먼저 교정을 할 것

7) Peer-review : 동료나 윗분에게 보일것

8) Refer to expert/ get a piece of advice : 전문가나 고수에게 의견을 구할 것

9) Remodelling or refining paper according to targeting Journal ;

- proof reading, statistics supplement, authoring technique
- 표적 저널의 지침에 따라 논문을 손질할 것 필요시에 논문교정회사나 통계등을 자문받을 것

10) Shooting : 일단 보냄

11) Analysis of outcome : 결과를 기다린다

학생 : 이제 논문을 출판하는 과정을 대강 알겠네요. 그런데 막상 논문을 쓰려면 표현이 달려 외국 논문에서 유사한 표현을 곧잘 빌어오는데 괜찮은지요?

교수 : 바로 그것이 표절(Plagiarism)이라네. 다양한 정의가 있으나 간략히 남의 글이나 아이디어를 도용하면 표절이라네. 특히 최근에 우리나라 저명학자의 논문이 해외우수저널에 실린 논문이 표절로 보도된 사례가 꽤 많다네. 문장을 인용 않하거나 그대로 전제하는 경우가 비일비재하다네. 교수가 지도하는 학생이 논문을 표절시 교수가 몰라도 문제가 되니 교수, 학생 모두 표절에 주의해야 하네.

학생 : 표절인지 아닌지 어떻게 아나요? 예를 보여주시면 감사하겠습니다.

교수 : 다음 초록을 보시게. 실제 외국인 학생이 쓴 초록이네. 내가 아래 줄친 부분을 구글에 넣어 보았네.

Urothelial carcinoma of the bladder is one of the most common malignancy of the urinary tract. It is the fourth leading cause of new cancers in males. The instillation of Bacillus Calmette-Guérin(BCG) has been proved to be a successful immunotherapy against superficial bladder cancer in clinic for over 30 years. However, it still requires the development of alternative therapies as the administration of BCG results in local and systemic side effects including cystitis, polyarthritis and, rarely, death.

— 중략 —

Finally, in vitro model, we attempted to verify the cytotoxicity effect of New CpG ODNs combined with Cisplastin as anticancer drug against bladder cancer. It suggests that CpG-ODN could have potential as immunotherapy agents in patients with bladder cancer.

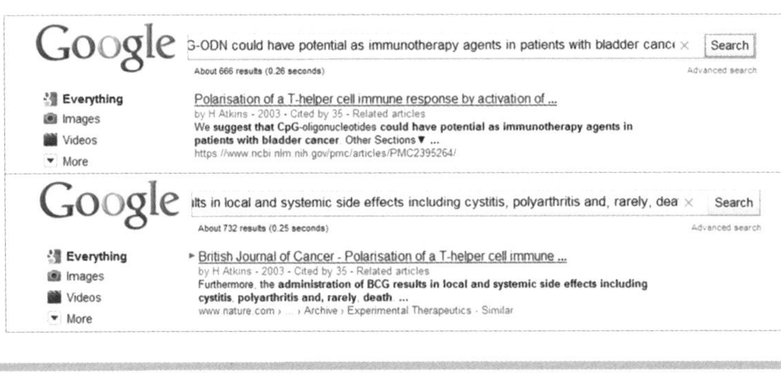

보시게! 표절한 논문의 제목과 구절이 볼드체로 나와, 간단히 이런 방법으로 알수 있네. 그러나 전체 문장을 다 넣을 수는 없네. 최근에는 미국 대학에서는 턴잇인(Turn it in)이라는 프로그램이 있어 이를 통해 영어논문이나 저작물들을 학회나 수업시간에 과제물로 제출하기 전 반드시 검사를 하게 돼 있다네. 이를 이용한 예를 보여주겠네.

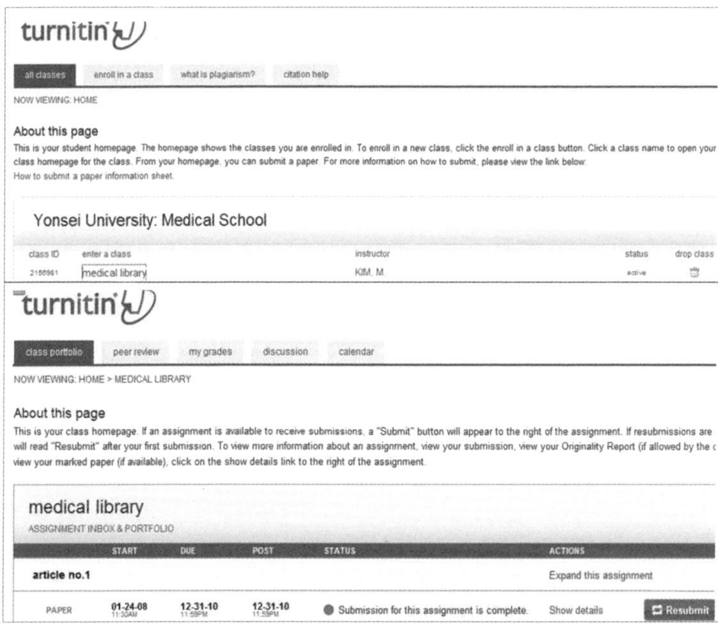

학교 도서관을 통해 턴잇인 사이트에 접속하면 다음 화면이 나오네. 사서의 클라스(Medical library)에 들어가서 파일을 올리든지 문장을 붙이면 된다네. 파일 이름은 Int_CpG로 되있네. 업로드 한후 파일 크게에 따라 다른데 초록 정도는 10분정도면 나오네.

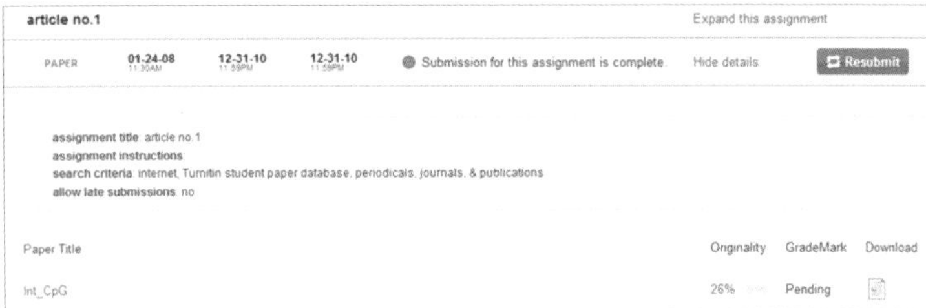
article no.1
Expand this assignment
PAPER
01-24-08
12-31-10
12-31-10
Submission for this assignment is complete.
Hide details
Resubmit
assignment title: article no.1
assignment instructions
search criteria: internet, Turnitin student paper database, periodicals, journals, & publications
allow late submissions: no
Paper Title
Originality
GradeMark
Download
Int_CpG
26%
Pending

보다시피 각 문장에 번호가 달려 나오고 표절한 논문 제목과 구절까지 나오네. 총 26% 유사도를 보인다고 나와 있네. 아마 이 학생은 동남아에서 온 학생인데 학교에서 표절교육을 받지 못했다고 하였네. 일단 내가 교육시키고 이 과정을 보여주었네. 그리고 다시 써오라고 하였네. 다음은 다시 써온 초록이라네.

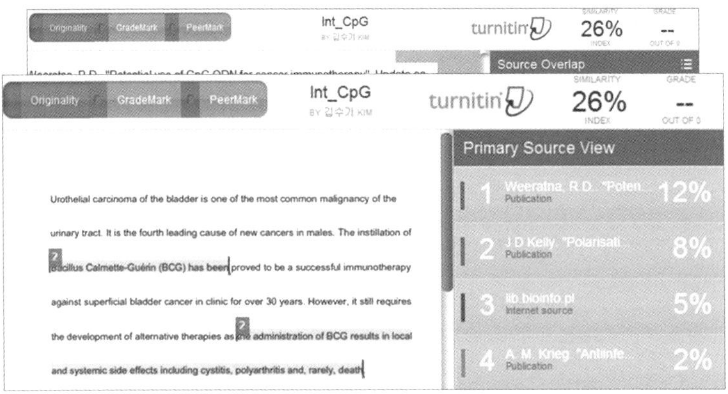

Urothelial carcinoma of the bladder is one of the most common malignancies of the urinary tract, and is the fourth leading cause of new cancers in males. Currently, these patients can use BCG as a standard immunotherapy for the superficial bladder cancer, but it does not have effect on muscle invasive cases. Meanwhile, accumulating evidence showed that Cisplatin was applied to treat this malignancy when combined with radiotherapy gave a promising result.

— 중략 —

CpG ODNs were shown to trigger innate immune cells to secrete inflammation products such as IL-12, TNF-α, IL-6, IL-1β, and type I IFN. In addition, CpG ODNs can initially activate T(h)1 and T(reg) cell-type cytokines that can suppress the T(h)2 response; enhance adaptive immune system results in tumor disintegration.

Taken together, the combination of Cisplatin with CpG ODN can suggest a promising immunotherapy against bladder cancer.

다시 써온 초록을 턴잇인에 올려 보니 4%가 나왔네. 일단 문장을 자신이 쓰기가 어려운 것 같아보이지만 처음 쓴 초록이니 가상하네.

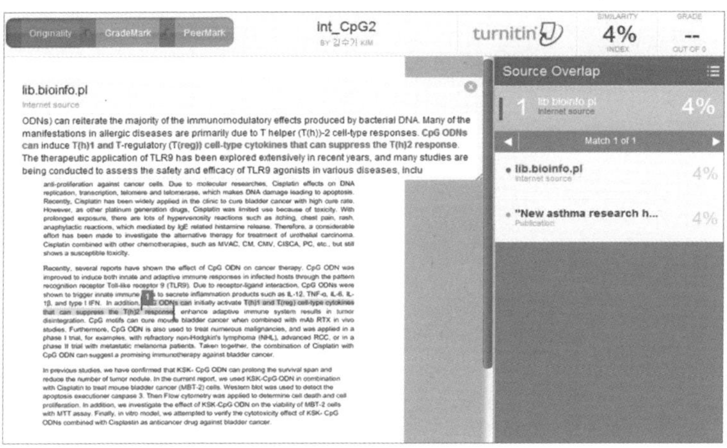

학생 : 표절을 피하려면 어떻게 해야 하나요? 교육받은 적도 없고요. 혹시 좋은 방법이 있나요?

교수 : 몇가지 방법이 있네. 첫째 방법은 먼저 아이디어나 생각한 바를 국문으로 적고 이를 해석하는 것일세. 그리고 구글이나 온라인사전을 활용하여 영작하면 되네.

즉 그러면 번역 → 개념 → 잊기 → 영작 → 확인(구글)과정을 거치는 것 일세.

아래 문장은 원래 표절로 문제가 된 문장이네.

However, it still requires the development of alternative therapies as the administration of BCG results in local and systemic side effects including cystitis, polyarthritis and, rarely, death.

이 문장의 핵심은 "BCG 투여/치료는 일으킨다 부작용을" 이라네.

즉 → BCG therapy induce adverse effects

그러면 이 문장을 구글등에서 확인해보겠네. 아래와 같이 같은 문장은 없지 않나. 그럴 수밖에 본인이 창조한 문장이니까 말이네.

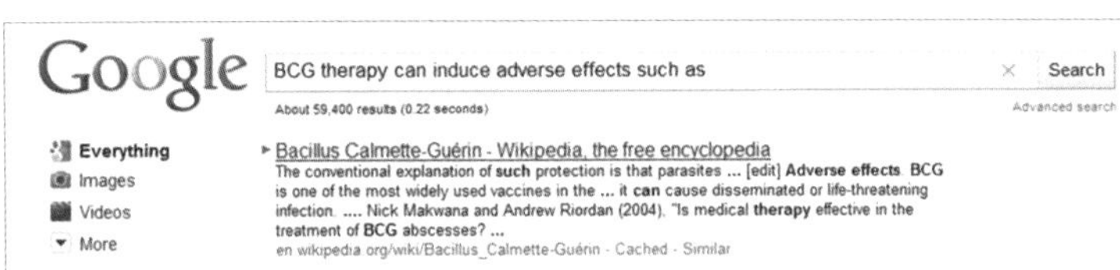

다른 방법은 소프트웨어인 Whitesmoke 를 이용하여 문장을 변형하는 것일세. 표절이 연속적인 단어 3개나 5개를 연달아 복사하면 문제이므로 문장의 구조는 보통 알려져 있으니 좀 더 다른 단어나 어구를 사용한 것일세.

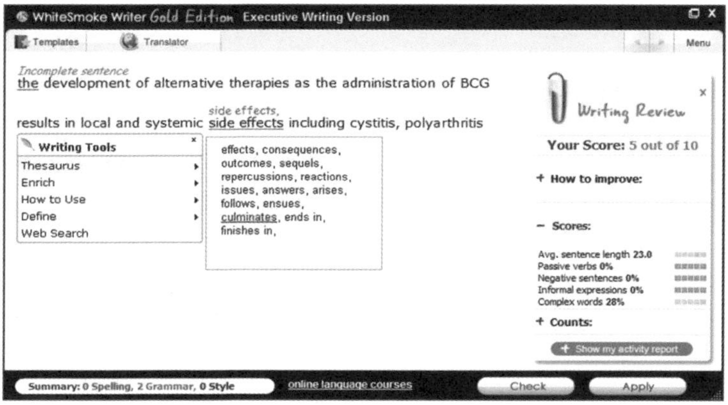

위의 문장중에 develoments 나 side effects 외에 동사인 results in 등을 좀 더 다른 말로 바꾸고 local and sytemic 등을 빼면 일단 다른 문장이 된다네. 그러나 단어를 바꾸는 것은 기본이고, 구조등을 완전히 바꾸어 다른 말로 바꾸기(Paraphrase), 요약하기(Summarizing)등으로 발전해야 하네.

학생 : 표절을 피하려면 어떻게 해야 하나요? 교육받은 적도 없고요. 혹시 좋은 방법이 있나요?

교수 : 남의 글을 읽고 잊는게 좋네. 개념과 논리적 구조는 취하고, 자신의 어법으로 글을 쓰고 최종 글을 한글인 경우, '카피킬러'라는 사이트를, 영문은 '턴잇인' 사이트를 이용하시게! 교내 학술정보원 또는 도서관 웹을 통해 이용 할 수 있네. 위에서 언급한대로 인용하기, 환언, 요약, 끝으로 원래의 본 사실, 통계등을 인용하는 것이네. 이는 Academic Integrity at the Massachusetts Institute of Technology: A Handbook for Students 책으로 인터넷에서 찾을 수 있네. 상세한 용례를 찾아보면 유용할 걸세.

CHAPTER 07

의학 발표 (1) 입문

CHAPTER

07 의학 발표 (1) 입문

1. 학습 목표

의학 발표 입문, 중요성을 배운다.

의학 발표하는 법을 배운다.

2. 학습 안내

1) 학습 개요

의학 발표의 입문 과정을 소개한다. 중요성과 발표법을 배운다. 음주 운전 과제를 예시로 자원자를 발표시켜 실제 발표 과정과 피드백을 통하여 효율적인 발표 기법을 나눈다. 국/영문 발표의 상투적 표현을 배운다.

발표중심학습의 개념을 실례를 들어 이해시킨다.

소개 후 논문과 관련된 글과 논문을 읽고(가급적 수업 전에 읽을 것을 권함) 당일 수업에 과제를 수행 해야 함.

2) 학습 요령

개별 및 조별 과제를 수행해야 하는데, 관련 주제의 세 글은 필독이며, 미리 읽어보아야 효과적인 수업을 할 수 있다. 자신의 발표를 2-3가지 다른 버전으로 미리 준비한다. 필요시 영문으로 대본을 준비한다.

3. 학습 과제

1) 수행 과제

(1) 개별 : 음주운전에 관한 아래 대본/스크립트를 보완하여 발표 슬라이드를 준비하시오!

우리나라 실태를 반영하고, 표, 그림 제목 및 부족한 내용을 보완할 것/인쇄하여 수업 후 제출, 발표 슬라이드와 대본 제출하실 것!

- 제목 : Alchol's Effects on Driving
- 순서 : Item / Order
  - · Rationale of the research · Research purpose
  - · Research outcome · Conclusion · Q & As

- 연구의 배경 / 근거 / 목적

  Rationale of the research

  · Drunk driving as a social issue,

  · Have you ever driven a car under the influence of alcohol?

  · How many deaths were caused by DAIs last year alone ?

  · NATIONAL DISASTER!!! * DAI(driving after imbibing)

  Research purpose

  · To re-examine the effects alcohol has on driving and other motor skills

· To contribute to a reduction in deaths caused by DWI (driving while intoxicated)

· To raise awareness of the dangers of drunken drving

- 연구 방법 / How to experiment

· Partcipants : 25 college students, 17 businessman

· Two groups : Alcohol, Non-alcohol

· Research Duration :7 months, Every weekend

- 연구 결과 / Research Outcome

Table :

Blood alcohol conc(G/L)	Effects	Risk of Accident
0.15	Decrease in reflexes	1.2
0.20	Difficulty driving in a sraight lin Misjudgement of distance	1.5
0.30	Underestimation of speed	2.0
0.50	Increased reaction time	3.0
0.80	General negative effects on behavior	4.5
1.20	Severe tiredness, Loss of vision	5.0
1.50	Serious intoxication	16.0

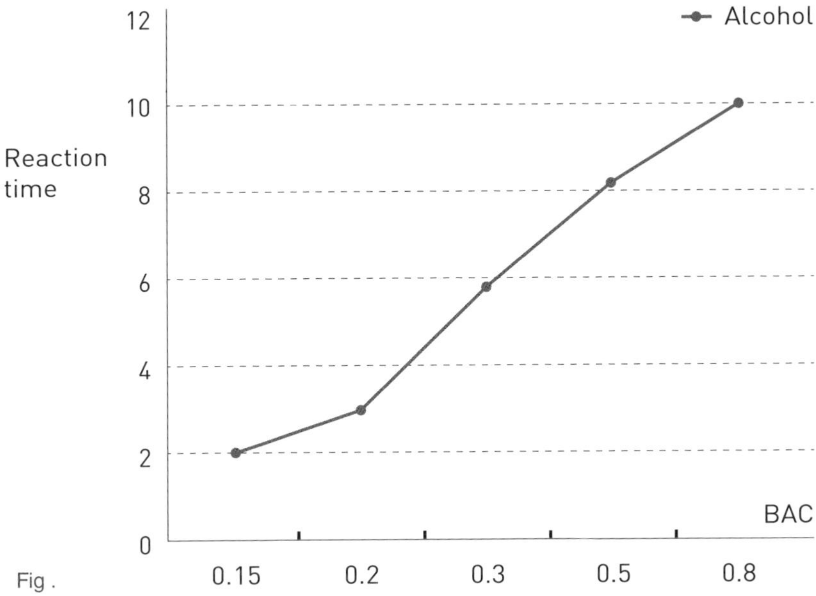

Fig .

결과 / Results

· Judgement, risk assessment and self-evaluation

· Reaction time, especially in divided attention tasks

· Muscular coordination

· Vision and visual acuity

결론 / Conclusion

· Alcohol causes measurable impairment of driving and driving-related skills at virtually any alcohol concentration.

· "Don't even think about it."

(2) 조별 : 개별 과제를 모아 공통적인 수정사항 및 개선점을 제시하시오.

참고 글 1 왜 의학에 발표가 필요한가?

의학은 고귀한 사람의 생명을 다루므로 가장 고난도 문제 해결을 하는 학문이며, 무릇 의학도는 "문제 해결자"여야 한다. 이는 그저 관망자(Spectator)가 되어서는 안 된다. 연구라 함은 문제 해결을 위해서 필요하며, 창의는 좀 더 효율적인 해결을 위한 방편이다. 그럼 왜 의학에 발표가 필요 할까? 여기서 발표는 주로 구두 발표를 뜻한다. 많은 의학적 지식은 거저 얻어지는 것은 없다. 강의와 임상실습, 임상 수련을 통한 장기간의 학습으로 힘들게 체득된다. 이런 과정을 거쳐 의학의 고수가 된 전문가들을 역으로 추적하면 모든 과정이 수동적 학습보다는 문답식, 또는 발표를 통한 지식의 능동적 체득과 다양한 지식의 통합이 매우 중요함을 알 수 있다. 남의 발표를 들어 내 것으로 만들고 내 것을 발표하여 지식을 강화하고, 본인이 발표 한 것은 대개 잊지 않으니 지식을 배가하는 금상첨화 방법이다.

의학은 대양(Ocean)과도 같아 광대하여 그 전체를 알기 어렵다. 그러나 의학의 장점은 포괄성에 있다. 사람의 생명을 다루는 피라미드의 그 정점에 있으므로 다른 기초학문 및 자연과학, 인문학, 사회과학 등 다양한 학문이 녹아 있고, 연결되며, 때로는 의학의 분야에 따라서 절실하다. 의학도가 언제 이 모든 학문을 공부 할 것인가? 의학의 분야도 기초, 임상으로 나누고 기초, 임상도 세분화되고 내과만 해도 분과가 8-9개나 된다. 위장내과는 장기별로 나누기도 한다. 물론 세부전문의가 되면 비교적 다른 과는 공부 할 여지가 줄지만 정확한 문제 해결을 위해서 남의 영역을 안다면 생명을 살리는 관점에서 손해가 아니다.

그렇다면 어떻게 짧은 시간에 효율적으로 능동적 지식을 얻을 수 있을까? 그 해답은 발표중심학습이라고 생각한다. 여기서 발표는 주로 구두 발표를 의미하지만 이는 단지 어떤 지식을 말로 전하는 행위를 넘어선 "체계화된 의학적 발표/소통"를 의미한다. 내가 고안한 "발표중심학습"은 구두 발표를 위한 쓰기, 말하기, 듣기, 읽기의 네 가지 소통 영역을 체계화 하였다. 발표를 위한 문헌 찾기, 근거중심 글쓰기, 타인의 발표 경청하기, 최종적으로 자신의 지식과 경험을 나눈다.

발표는 단지 남에게 보여주기 위한 수단이 아닌 자신이 갈고 닦은 지식과 지혜의 정수를 평가받고, 나누고, 청중을 유익하게 하기 위함이다. 그러므로 발표의 자세는 아낌없이 최선을 다하여 단순히 슬라이드를 준비하고 연습을 하는 수준이 아니라, 아이디어, 문헌 수집외에 쓰기와 말하기가 발표의 핵심이 될 것이다. 대체로 의학도가 학부에서 과거엔 이런 기술이나 지식을 제대로 배운 적이 없다. 대학원이나 전공의 과정을 하면서 학회 발표나 학위 취득을 위해 과나 대학원에서 간헐적으로 배우곤 한다. 그러나 이것으로 실상 부족하다.

의학의 전문가가 되려면 적어도 학술적 쓰기 수준이 논문에 국한하면 원어민 이상이어야 한다. 실상 영어 능력이 원어민에 이르기는 불가능하다. 대부분 영어로 쓴 초고가 교정회사나 원어민의 도움 없이 출판되기 어렵다. 연구의 내용과 질이 우수하면 다소 영어가 미숙해도 양해가 된다. 그러나 어찌되었든 여러 경로를 거쳐 영어논문이 수정, 교정되는 절차는 시간과 경비가 든다. 이를 줄이려면 본인 자신이 엄청난 작법 훈련 및 실전을 거쳐야 비로소 고수의 경지에 이른다. 의학도는 발표를 통해 연구에 필요한 많은 지식을 얻을 수 있고, 이를 체계화 할 수 있다. 많은 발표를 겪고 나서야 가장 난이도가 높은 영어논문 작성도 가능 할 수 있다. 비슷한 훈련 방식이기 때문이다. 안타깝게도 의대 학부에서 이런 과목/과정이 없어 이런 과정을 훈련을 공식적으로 받기 어렵다. 최근 몇 유수 의대에서 연구과목을 신설하여 의무적으로 지도교수와 그룹으로 연구하고 논문을 작성하게 한다. 성과와 만족도 면에서 이런 연구 참여가 유익함을 인정받는 추세다.

우리나라 교육이 발표위주가 아닌 수동적 강의에 물든 탓에 대부분 발표를 하라면 의대생들은 매우 당황해 한다. 그러나 임상 실습을 돌면서 질의응답, 다양한 회의, 증례 발표, 환자, 전공의 및 교수와의 면담과 논의를 거치면서, 또는 몇 인기 과에서 논문을 주고 발표 (영어를 선호함)를 통한 전공의 선발 방식에 그제야 발표의 위력을 실감한다. 그러나 발표는 일시적인 것이 아니라 의학도가 평생 갖출 무기다. 일종의 날개인 것이다. 의학도가 새라면 날기 위한 두 날개는 의학 지식/기술과 발표/소통의 기술이 되어야 한다. 어느 한쪽도 소홀하면 추락하게 된다. 비로소 졸업 후 본인이 스스로 하지 않으면 안 되는 상황이 돼서는 이미 늦다.

이런 생존 기술을 의대에서 좀 더 앞당길 필요가 있다. 실상 의대는 방대하고 첨단의 급변하는 엄청난 지식을 가르치기 위한 다양한 교육방법을 개발하고 사용해 왔다. 이런 교육방법의 공통점은 학생 능동적 참여 및 사고, 학생

끼리 또는 교수-학생 쌍 방형 소통, 문제 해결을 통한 지식의 체득으로 요약된다. 나는 그 중심에 발표중심학습이 꼭 있어야 한다고 생각한다. 문제를 드러내고 정의하는 발표, 문제를 해결하려는 다양한 견해의 발표, 최선과 창의적 해결을 모색하는 발표, 발표는 문제 해결을 위해 드러내는 것이기 때문에 창피한 것이 아니라 권장되는 의학도의 필살기며 운명 같은 것이다. 그러나 의대생 등이 기존 교육과정에 이런 관념 없이 수동적 지식에 매몰되고 점수에 연연하는 이런 현실을 통탄하지 않을 수 없다.

다행히 본 의대에서는 2014년도에 창의의학 및 작년에 의학연구방법론이란 과목을 마련하여 연구의 기본을 이미 예과 때 갖추게 되었다. 이미 우리 의예과 2학년 학생이 13시간 온라인 강좌 (학습/연구윤리, 동물윤리, 영어논문작성법, R&D창의적 문제 해결)를 이수하고, 연구하기 위한 기본 이론 및 실습과정, 이를 바탕으로 팀별로 멘토 교수 논문을 분석, 이를 발표하고 멘토 교수의 피드백을 받아 학습을 강화하고, 이를 영상물로 제작하는 훈련하는 간접적 연구체험과 연구의 기본을 이루게 된다. 그러나 이것만으로 부족하다. 아직 실제 연구 참여 과정이 없기 때문이다. 꽃을 기를 수 있고, 씨앗도 있는데 물, 화분, 공간과 도와 줄 사람이 없다면 얼마나 안타까운 일인가? 트리즈의 진화/진보의 관점에서 몇 년 후면 당연히 만들어 질수 밖 에 없는 상황에 직면하기 전 조속히 최소의 비용으로 구축함이 나을 것이다. 결론적으로 발표는 의학도의 절대 생존도구며, 기술이다. 의대에 들어와서 이제 의학만 잘해야 한다는 편견과 아집에서 벗어나서 동료와 환자와 세상과 소통하는 진정한 의료인이 의학도가 되길 소망한다.

참고 글 2 의학 발표란?

의학 발표, 일명 메디칼 프레젠테이션(Presentation: PT)은 의학 배움의 정수다. 세포로 비유되는 지식과 장기로 이루어진 학문의 체계를 촘촘히 연결해주는 핏줄과도 같은 역할을 한다. PT없이 의학의 고수가 될 수 없다. 그러나 이런 중요성에도 불구하고 의학도가 정작 PT를 배우는 것은 즉 실전인 임상에 나가서다. 그리고 졸업 후 전공의가 되면 온통 PT에 묻혀 산다. 환자의 문제를 해결하기 위해 교수님과 선배의 가르침과 지시, 피드백 외에 다른 과의 도움을 청하며, 심지어 기초의학의 도움까지 필요하다. 학교에서 배운 책으로 배운 지식이 PT를 통해 산지식으로 입체적으로 체화된다. 그러나 긴박한 상황에서 배운 PT는 정식으로 배운 것이 아니어서 체계적으로 보완해야 한다.

필자가 겪고 배운 보편적인 메디칼 PT의 몇 가지 원칙과 요령은 다음과 같다. 우선 이론을 알아야 한다. 메디칼 PT관련 서적은, 특히 순수 한글 창작 저작물은 매우 드물다. 보고 들으면서 배우는 것도 중요하나 이론도 겸비해야 한다. 비의학 분야에서 다양한 PT서적이 있으니 이를 참조하여 의학에 이용하는 것도 한 방편이다. 초기에 내가 썼던 방법이다. 그리고 책이 아닌 주로 영문 논문이나 도서관 전자책 등에서 PT 관련 내용을 찾아 이론을 보강할 수 있다.

대개 의학도는 학술 발표가 주가 되니 이에 대하여 알아보자. 주제는 본인이 정할 수도 있고, 주어질 수도 있다. 먼저 발표의 종류와 성격을 파악한다. 단순 발표인지 본인과 관련된 당락과 승진, 임용 즉 승부가 걸린 중대한 것인지, 시간과 청중/평가자는 누구인지 먼저 알아야 한다. 이에 따라 PT전략이 달라진다. 모든 PT는 크든 작든 승부며 발표자는 승부사로 볼 수 있다. 총칼만 안 들었지 그야말로 전사(戰士)다. 서양식 학문적 전투는 처음에는 서면으로 최종적으로 발표와 논쟁(Argument)으로 매조진다. 발표는 철저히 서양식 체제와 수사학적 양식을 따른다. 대체로 승부를 위한 발표 시간은 짧게는 15분에서 보통 30분을 준다. 승부가 아닌 단순 학회나 소속 과/교실 발표는 보다 시간이 다양하다. 발표 주제가 정해지면 일단 글쓰기와 마찬가지로 정보가 생명이므로 정확하고, 근거, 윤리성을 갖춘 대본/시나리오를 준비한다. 이는 전문을 또는 일부를 자신만이 알 수 있도록, 때에 따라서 망각에 대비하여 꼭 필요하다. 특히 시간이 정해진 큰 승부에서는 말이나 표현의 실수를 방지하는 데 큰 도움이 된다. 글쓰기를 말로 전환하는 즉 보는 의학에서 말하는 의학으로 전환이 필요하다. 일단 시간이 정해지면 슬라이드 당 1분씩 계산하여 구성한다. 글쓰기와 마찬가지로 Macroscopic(거시적), Microscopic(미시적) 접근으로 구성을 서론, 본론 결론으로 구성하고 각 슬라이드 수를 대략 정한다. 보통 제목/소속, 순서, 목적, 배경, 재료 및 방법은 서론이고, 본론은 결과며, 논의 및 결론 및 문헌, 감사/사사등은 결론부에 해당한다. 연구 결과가 많으면 그림, 표등이 많아져, 때로는 공동연구자들의 도움이 필요하고 역할 분담을 해야 한다. 미시적인 부분은 표현 등 세밀히 다룰 부분이니 거시적 요소가 완성되면 바로 미시적인 마무리가 필요하다.

글로벌 기업에서 쓰는 PT 방법 중 10 단계(청중, 목적, 문제 해결, 일화, 차트, 슬라이드 형태, 순서, 외부 평가자, 증거, 자체 평가)를 차용하여 필요한 부분에 넣는다. 비즈니스 발표와는 달리 의학 발표는 설득이 중요하지만 사실과 객관적 연구 결과가 중요하므로 인용 및 근거를 각 슬라이드에서 정확히 써야 한다. 물론 끝 부분의 인용과 문헌등은 꼭 넣어야 한다. 흔히 초심자의 가장 흔한 실수는 인용 결여나 부족이다. 의학 발표는 일종의 과학 발표라 증거 즉 결과가 표나 그림 때로는 동영상으로 되어 있는 경우가 많다. 대체로 이를 잘 발표하기 어렵다. 배운 적이 없기 때문이다.

발표 글의 스타일은 가급적 논문식의 문어체가 정석이다. 그러나 실제 발표시 상황에 따라서 적어도 두가지 이상의 버전/판, 즉 쉬운, 중간, 어려운 버전으로 전할 수 있어야 한다. 이런 점이 글쓰기와는 대별된다. 논문은 소리로 전달할 필요가 없지만 발표는 소리를 통해 때로는 오감을 써야 전달된다. 따라서 현장성과 감응성의 극대화가 필요하다. 일단 발표는 대본과 슬라이드등 발표도구 준비가 마련되면 다음은 실제 연기하듯 부단한 연습이 필요하다. 논문과 달리 발표에서 질이 낮은 연구나 부족한 서류도 발표에서 충분히 만회가 가능하다. 이 점이 발표의 매력일 수 있다. 즉 발표는 전달의 기술이 중요하다.

저번 글쓰기에 Style code가 있듯이 발표에도 PT code가 있다. 이는 두세가지 버전을 준비하는 이유이다. 발표는 글쓰기와 달리 상황과 청중을 알기 어려운 경우가 있다. 예로 전문가를 위한 발표인지 알았는데 실상 학부 학생이나 일반인 또는 비 의학 분야의 청중/전문가라면 급히 용어나 설명을 쉽게 하거나, 전략을 바꾸어야 한다. 또는 국문 발표인지 알았는데 영어로 하는 극단적인 경우도 있다. 시간이 적어도 50분으로 알았는데 20분 만 해야 하는 경우도 흔하다. 그러므로 간략 및 긴 버전, 쉬운 또는 어려운 버전을 준비하는 것은 만약을 대비함이다.

발표 시 가급적 상투적인 표현을 알아두면 편리하다. 이는 비즈니스 PT에서 많이 배울 수 있고, 이를 의학에 적용한 본 수업에서 배울 수 있다. 학부시절 국문 발표가 주나 의학의 전문가들은 거의 영어발표가 주가 된다. 이때 영어발표에 많은 상투어가 있어 이를 알아두면 역설적으로 국문발표에 도움이 된다. 특히 표와 그래프, 그림 등은 영어발표에서 단순히 나열하듯이 읽으면 필패다, 꼭 상투어를 사용하되 두가지 이상의 버전으로 준비해야 한다. 영어발표 경우 발음과 억양도 중요하다. 우리말과 다르게 약간의 굴곡을 주어 소리내야 한다. 저번 전문용어를 발음하는 자세를 언급하였는데 실제 발표에서는 다를 수 있다. 원어민조차 전문용어를 못 알아들 수 있어서 청중과 상황을 고려하여 소리내야한다. 국제 회의에는 대개 미국, 영국영어보다는 글로비쉬(Globish)가 대세다. 정보의 정확한 전달이 중요하지 꼭 미국이나 영국식 영어로 전할 필요는 없다. 발표가 늘수록 이런 다양한 발음에 매료된다. 한국사람은 한국식 억양이 있어 나름대로 멋지다. 너무 발음과 억양에 주눅 들지 말고 당당 할 필요가 있다. 단 가급적 중요한 대목에서 천천히 명확하게 소리내야한다. 특히 청중이 아시아, 증동, 아프리카계인 경우 잘 발표한다면 원어민보다 비원어민이 발표한 내용을 더 쉽게 잘 알아듣는다.

국문 발표에서도 사투리가 큰 흠이 되지 않는다. 예수님도 히브리어의 사투리격인 아람어로 말하셨다. 단 특정한 발음이 거슬리거나 전달이 어려우면 연습이 필요하다. 이외에도 성별, 나이, 학력, 성격, 지역, 인종에 따라서 다르다. 다른 것은 흠이 아니다. 오히려 이를 장점으로 승화시켜야 한다. 발표는 마치 무대에서 연기하는 것처럼 소리 외 시각적인 다양한 몸짓과 태도도 중요하다. 학술적 발표에도 때로는 청중과 상황에 따라서 청중의 오감에 호소할 필요가 있다. 웹에 비 의학 분야의 유명 연설이나 PT등을 보면 도움이 된다. 예로 TED등은 다양한 분야의 전문가의 발표 스타일을 배울 수 있고, NIH video casting and podcasting 사이트는 보건의학 분야의 최정예 전문가 영어 PT를 담아 영어, PT 및 지식을 향상시키는데 일석 삼조다. 꼭 유학을 안 가더라도 이런 PT를 쉐도잉(Shadowing: 따라 하기)하면 큰 도움이 된다. 지피지기(知彼知己)면 백전백승이라는 말처럼 자신의 발표의 장단점을 아는 것이 도움이 된다. 겸허히 지기나 청중에게 피드백을 요청하거나 녹화하여 보는 것도 한 방법이다. 같은 발표자료 라도 발표자에 따라서 마치 가수가 다르게 부르듯이 다른 PT를 경험하게 된다.

어떤 발표가 좋을까? 물론 내용도 좋고, 세련된 발표를 보통은 선호한다. 겸허한 태도가 중요하며, 특히 승부가 걸린 현장에서 뽐내는 것은 금물이다. 전문가조차 시간엄수를 안 지킨다. 특히 여러 사람이 같이하는 발표에서 꼭 발표시간을 지켜야 한다. 발표 시 질의응답도 훈련이 필요하다. 일방통행식의 발표는 없다. 발표는 현장에서 쌍방향의 소통이므로, 가능한 청중 친화적이어야 한다. 때로는 유머나 일화도 섞어 자신의 발표를 특색 있게 하고, 청중에게 부담을 주지 않도록 배려한다. 복장도 때로는 중요하다. PT에 따른 드레스코드가 있으니, 사전에 체크해야한다. 대체로 비 의학 분야에선 자유로운 복장이나 미국연례암학회(AACR) 같은 최고의 학회에선 거의 양복에 넥타이가 보편적이며, 대가, 유명 PI(Principal investigator: 연구 책임자) 들이 정장을 하고 현장 포스터 앞에서 청중을 맞이하고 서로 덕담하고 의견을 나누는 모습이 일상이다. 국내 유수학회에서 국내 대가들이 자리를 지키는 모습을 보기 어려운 모습과 너무 대조되었다.

아무리 CNS(Cell, Nature, Science)에 논문을 써도 현장에서 검증과 논쟁을 통과해야 하는 것이 서양식 수사학의 전통이며 이는 꼭 동양권 의학도들이 배워야 한다. 이를 소홀히 하면 실은 겁쟁이나 진실을 숨긴다고 오해받을 수 있다. 따라서 격식과 권위를 가진 일종의 클래식 연주회나 오페라 감상과 같다고 생각하면 된다. 이런 학회에서 구직이나 면접도 공식적으로 한다. 비공식적으로도 가능하다. 단순히 발표하는 행위를 넘어서 연구자에게 큰 도움이 된다.

한번 본인이 개발한 발표중심학습을 국내 최고의 의학교육학회에 구두발표하고, 몇 달 후 논문을 낸 적이 있다. 논문이 거절되어 이유를 물으니 명확치 않았다. 필자의 반론은 왜 당시 구두발표에서 비판이나 논쟁을 들어본 적이 없었다. 왜 수많은 의학교육자들이 현장에서 비판을 했으면 당연히 이를 감안하여 논문을 수정했을 텐데, 외국에 많은 논문을 투고해본 경험에 비추어 명확치 않았다. 이후 질문에 대한 답변도 들을 수 없었다. 정말 의학교육 학자답지 않았다. 이런 경험은 유독 국내 학회에서 심하였다. 내가 만든

Echinomycin, KSK-CpG는 국내 국제 학술지에서 거부되어 세계적으로 인정받는 잡지에 등재되었다. 아마 저자의 연구가 남이 안한 물질을 처음으로 만들고, 또는 시스템을 만들어 기존의 것에 비하여 우월성을 주장하니 믿기 어려웠나 보다. 그러나 결코 이에 굴하지 않았다. 내 결과를 이미 글로벌하게 알아주어 마음의 위안을 받았다.

이 글은 발표의 세세한 기술, 예로 슬라이드 만들기, 비평하기, 표, 그림 발표법, 질의응답법, 발표듣기 등은 담지 않았다. 아마 실습에서 배울 수 있을 것이다. 마지막으로 발표의 수련에 왕도가 없다. PMP(Presentation makes perfect)라는 말처럼 발표의 기회가 있을 때 글쓰기같이 피하지 말고 이를 기회로 삼아야 는다. 성서에 하느님이 모세를 이스라엘의 인도자요, 대언자로 지명했을 때 모세가 언변을 핑계로 5번 거절하지만 결국 받아들이게 된다. 실상 도전과 시도와 마음의 수양이 중요하다. 이론과 기술을 넘어선 정열과 진심, 영혼이 담긴 발표로 청중을 사로잡는 멋진 의사/의학도가 되길 소망한다.

참고 글 3 **Know-hows in giving oral presentations(구두 발표법)**

Introduction

After preparing your study design, performing your experiments, and writing your manuscript, it might not end with just publishing your paper. You may be asked to present the paper in class, in symposium or in conferences. I personally think that giving scientific presentations is mostly unavoidable to researchers, scientists and graduate students. We give presentations to present our study design, to report a journal article, to inform of the current work we are in, and for other reasons such as fulfilling requirements for certain courses. Because it is inevitable, we might as well consider preparing and improving ourselves in giving a good presentation. The internet has given us enough information on how to give effective presentations, and in this paper, I would summarize some of those tips from the journal sources plus include personal tips acquired from experience and classes.

Things to consider when giving a presentation

Listening to scientific presentations can be very boring or uninteresting especially if you are on a whole day conference. It is said that there are two main aspects of a presentation: the content and the way it is presented. Preparation is the key to do almost everything well. In giving presentations, one must prepare and consider the following: the purpose, the listeners, the time, the materials needed such as slides, and others. One thing, presenters need to consider also is the attention span of the listeners. Niemantsverdriet(2000) explained through a figure how an average listener pays attention during a presentation (Figure 1). It shows that most audience listens attentively at the beginning of your presentation, and they will suddenly lose their interest in the middle toward the end, then listens again as you conclude your presentation.

Knowing this, the presenter must catch the attention of the listeners very well to avoid making them feel bored and uninterested and to make sure that the objective of the presentation is met. Also, making your points clear in the beginning and at the end of your presentation might help in making the audience get something from what you presented.

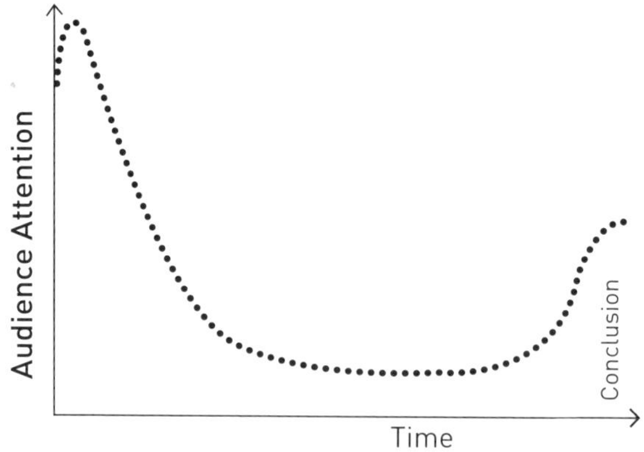

Figure 1. Typical attention the audience pays to an average presentation (Niemantsverdriet, 2000).

Preparing for the presentation

Presentation structure

One of the things the audience gets distracted or uninterested is because of the unclear structure of the presentation. During the preparation, an outline of how the presentation will go should be prepared. In general rule, a presentation should have an introduction, a body, and a conclusion.

For the introduction, similar to the content of the written manuscript, it should introduce important concepts to tickle the audience's interest and to make them be informed of the background of your study.

The body, this is where you will present the main points of your presentation. Following the audience attention graph, this is where most audience loses their attention to the presentation too. It is important to have clear points as you move along with the presentation. The presenter must organize the major points and the minor ones. By the use of transition words, the organization of this part can be well monitored.

Lastly, in the conclusion part, it is important to have a good end in the presentation. You can summarize briefly, then conclude with your main point and close with a statement implying that it is the end of your presentation. Different presenters have different way of ending the presentation such as by acknowledging people, ending with a scientific quote, or by asking a question. Go choose what is appropriate for you and your presentation. Just do not let the listeners wonder whether you are done with your presentation or not.

Presentation slides

It is certain that good visual aids are important in giving a presentation. The quality of your presentation may depend on the quality of your slides. Remember that the slides you prepare are for your audience and not for you. It should not be your notes throughout the presentation. The following are some of the dos and don'ts you should remember when preparing your slides:

Avoid too many words. It is advisable not to crowd your slides with too many words or sentences. Having three to five bullet points in each slide is suitable. Remember also that when giving a presentation, you must try not to read what is written on the slides. You can either rephrase/paraphrase the sentences or explain the general points.

Use visuals. To avoid too many words, you can use pictures, tables, graphs, etc. Many pictures are downloadable on the internet. However, be very careful always on downloading the pictures, they should come from a reliable source. Take note to choose a good quality picture and make sure not to expand the picture which can make it blurry or unreadable. It is also important to cite where the picture was taken not only to avoid plagiarism but also to add to the reliability of your information. Figure 2 can show you a possible template where the information and pictures can be placed.

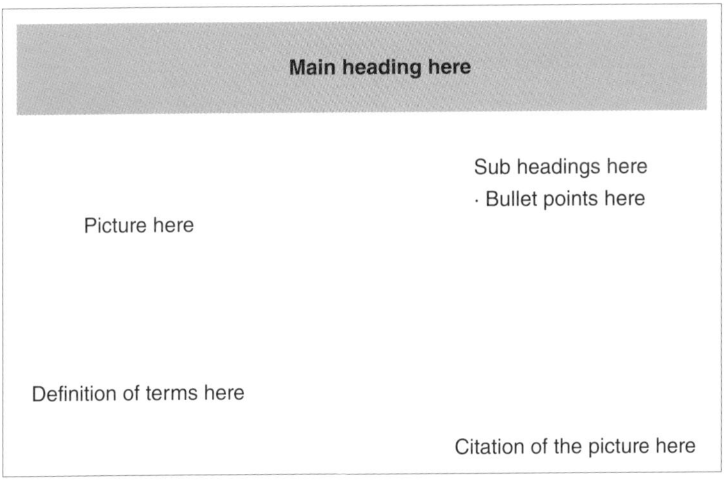

Figure 2. A sample slide showing the different components needed in preparing a slide.

Be consistent with the colors, font styles and size, etc. Be very careful and check again and again if your slides are consistent with what you have started. Choosing colors and templates are also important. Avoid choosing dark colors or very striking colors as this would divert the audience's attention to different things, or if you do so, make sure that the background and text contrast are pleasing to the eyes of the audience. Consistency in font size and style will also reflect how well you prepare and more importantly will not make your audience confused. Make sure also that it is readable. It is noted that font size 28-40 is good for the main headings, 18-28 for sub-headings or text, and 12-14 for references or terms. Additional things to consider are the position of the slides, punctuations, abbreviations used and others. They should all be consistent.

Proofread. Check if all the necessary parts are complete. Check if the format is followed and consistent. Be extra careful with the wrong spelling. This mistake can make your slides less credible. Check your slides again and again and if available, have someone check it and ask for suggestions and comments.

Delivering your presentation

The day of your presentation comes. It is where all the preparation is being tested. Scitable by Nature Education (2014) mentioned that giving effective oral presentations includes three factors: verbal, vocal and visual.

Verbal. It is what you say during the presentation. As a beginner, especially if you have stage fright, it will be difficult to express what you want to say. It is certainly not advisable to write down and memorize or read your presentation. However, for beginners, I suggest writing a script is acceptable. It is very discouraged, however, to read your script. Your script is there to guide you in case you were lost with words. Remember, this is a presentation, not a reading class.

Vocal. Scientists usually tend to be boring because the presentations fall flat. One reason is the monotone delivery. It giving presentations, the tone, the speed and the volume can be varied depending on the point's meaning and importance. While practicing too, check

the volume of your voice, or if you needed a microphone.

Make sure also to work on the clarity of and correct pronunciation of words and scientific terms.

Visual. Imagine a presenter dancing (doing too much gestures) in front, and imagine a presenter standing and talking stiff. Two extremes are not good. The presenter must control the body movements. You may do some hand gestures, or you may even walk on the stage, but you need to do them appropriately and confidently. Eye contact is also important. Make sure that you are not talking to your slides or the screen.

Conclusion

To conclude, giving oral scientific presentations may be inevitable to graduate students, scientists and researchers. It may be easy for some, but for most, especially those who are new in this field, might find it hard to present a journal or their own studies. With this, knowledge and preparation on the basic things to do and not to do might be helpful for such people. Knowing what to consider during the presentation, identifying what to prepare before the presentation and taking notes on how to deliver the presentation are big step in improving oneself and being confident and effective in giving presentations.

References

1. Doumont, J., ed. English Communication for Scientists. Unit 4: Giving oral presentations. Cambridge, MA: NPG Education, 2010. [Online] Accessed on December 2015. http://www.nature.com/scitable/ebooks/english-communication-for-scientists-14053993/giving-oral-presentations-14239332

2. Larkin, Marilynn. How to give a dynamic scientific presentation. Elsevier B.V. 2015. [Online] Accessed on December 2015. https://www.elsevier.com/connect/how-to-give-a-dynamic-scientific-presentation#

3. Niemantsverdriet JW. How to give successful oral and poster presentations. Schuit Institute of Catalysis Eindhoven, University of Technology. March 2000. [Online] Accessed on December 2015. http://www.efcats.org/efcats_media/oralpresentation-p-130.pdf

CHAPTER

08

의학 발표 (2) 실제

CHAPTER

08 의학 발표 (2) 실제

1. 학습 목표

의학 발표 시 슬라이드 제작 및 주의 점을 배운다.

표와 그림 제작 요령 및 설명법을 배운다.

발표수업 준비 요령 및 발표회 참여 및 조별 협력학습 자세를 배운다.

2. 학습 안내

1) 학습 개요

이번 시간에서는 조별 발표를 앞두고 발표에 필요한 실제적인 이론 및 연습을 배운다. 제시된 표, 그림, 슬라이드를 예로 자원자 중심으로 발표를 실습한다.

최종 결과물로 효율적인 슬라이드 및 동영상제작을 배운다.

소개 후 관련된 글과 예시를 보고(가급적 수업 전에 읽을 것을 권함) 당일 수업에 과제를 수행 해야 함.

2) 학습 요령

개별 및 조별 과제를 수행해야 하는데, 관련 주제 글은 필독이며, 미리 읽어보아야 한다.

3. 학습 과제

1) 수행 과제

(1) 개별 : 참고 슬라이드 1의 그림과 표를 보고 표, 그림 제목 및 내용을 설명 하실 것/인쇄하여 수업 후 제출, 발표 슬라이드와 대본 제출하실 것! 참고 글 세편을 읽고 느낀 소감을 쓰고, 자신과 조의 발전 방안을 쓰시오.

(2) 조별 : 참고 슬라이드2를 보고 비평 및 개선 사항을 쓰시오.

[참고 슬라이드 1. 표, 그림 연습]

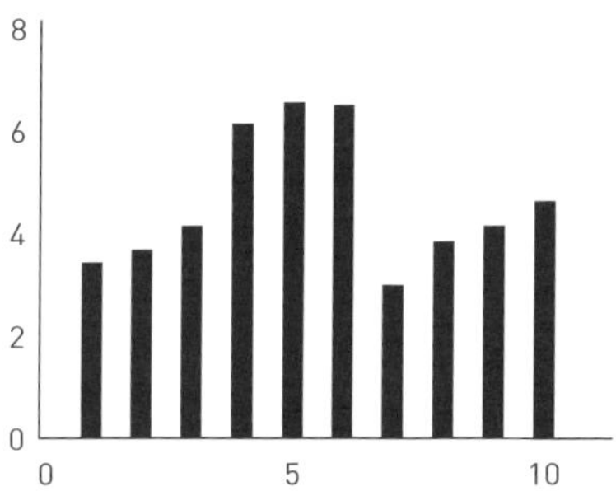

그림 1. 막대 그래프 연습 예제

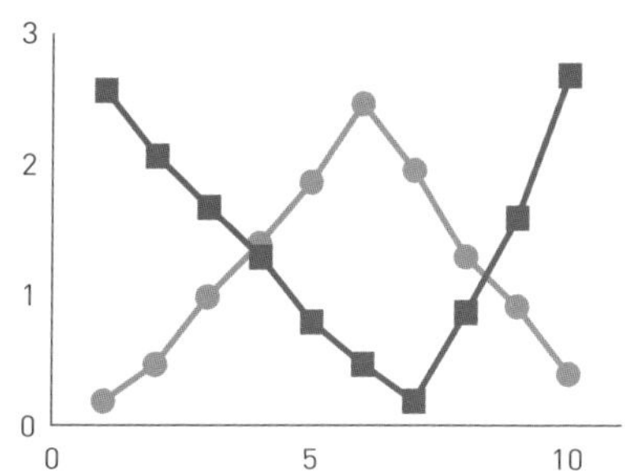

그림 2. 꺾은 선 그래프 연습 예제

STD	Incidence (Estimated number of new cases every year)	Prevalence* (Estimated number of people currently infected)
Chlamydia	3 million	2 million
Gonorrhea	650,000	Not Available
Syphilis	70,000	Not Available
Genital Herpes (HSV-2)	1 million	45 million
Human Papillomavirus (HPV) Infection	5.5 million	20 million
Hepatitis B	120,000	417,000
Trichomoniasis	5 million	Not Available
Bacterial Vaginosis**	Not Available	Not Available

*No recent surveys on national prevalence for gonorrhea, syphilis, trichomoniasis, or bacterial vaginosis have been conducted.

**Bacterial vaginosis is a genital infection that is not sexually transmitted, but is associated with sexual intercourse.

Source: ASHA, 1998

표 1. 표 연습 예제

[참고 슬라이드 2. 비평 및 개선 연습]

JUORNAL PRESENTATION

TITLE

A Highly Accurate Inclusive Cancer Screening Test Using Caenorhabditis Elegans Scent Detection

Takaaki Hirotsu Hideto Sonoda, Takayuki Uozumi, Koshi Mimori, Yoshihiko Maehara, Naoko Ueda, Masayuki Hamakawa

INTRODUCTION

- Cancer is a leading cause of death worldwide
- Early detection and treatment are critical to the successful treatment and eradication of various cancers
- The development of economical and non-invasive novel cancer screening systems is critical

INTRODUCTION

- Nematodes are worms with diverse animal phylum inhabiting a Very broad range of environments
- Over 25,000 species have been described of which more than half Are parasitic
- Anisakis simplex is a parasitic worm which causes gastrointestinal Anisakidosis when humans ingest contaminated raw or undercooked Fish
- Reports of about 30 patients with early-stage gastric cancer with Anisakis larvae attached to their tumours set the tone for research Into nematode scent recognition of cancer

INTRODUCTION

- Caenorhabditis elegans is a free living(non parasitic) nematode
- It is extensively used as a model organism in molecular and developmental biology
- C. *elegans* is the only organism to have a comprehensive mapping of all its neural connections consisting of 302 neurons and their synaptic connectivity

INTRODUCTION

- 16 Pairs of the neurons(~10% of the nervous system) have been confirmed or inferred to be chemosensory based on functional studies
- There are four types of visible chemosensory organs: the amphid, phasmid, inner labial, and outer labial organs
- Awa and AWC neurons located in the amphid organ detect volatile attractants while ASH, ADL and AWB neurons detect volatile

INTRODUCTION

- *C. elegans* encodes at least 1,500 G-protein-coupled receptors about 500-1000 of which are olfactory receptors
- In the volatile attractants sensory neurons(AWA and AWC), ODR-3 (G protein α)functions as a key component of an olfactory signalling pathway, and odr-3 mutants cannot respond to attractive odorants
- *C. elegans* uses this highly developed chemosensory system to find food, avoid noxious conditions, develop appropriately, and mate

AIM

- To use C. elegans to develop a system for detecting odorants emitted by cancers : Nematode Scent Detection Test(NSDT)

METHODOLOGY

- Calcium imaging using the genetically encoded calcium indicator yellow chameleon 3.60(YC3.60)

» Calcium imaging was performed to monitor the responses of AWC and AWA neurons

- Each animal was immobilized in a micro channel such that the nose of the animal was exposed to a flowing stream containing urine at 10^{-1} dilution
- Responses to both control urine and urine from cancer patients were tested in the same individuals
- Fluorescent images of yc3.60 Were obtained

METHODOLOGY

- Cell Culture
  » Human cancer cell lines
  » Nontumorigenic immortal fibroblast human cell line
- Cancer and normal tissue sampling
- Blood serum and urine sampling
- Determination of tumour markers
  » Serum carcinoembryonic antigen(cea) concentrations were determined using chemlluminescent enzyme immunoassay
  » Serum anti-p53 ab concentrations were determined by enzyme immunoassay
  » Urinary n^1,n^{12}-diacetylspermine(diacspm)

METHODOLOGY

- Worm cultures and strains
  - » Wild type strainsn2 and odr-3(n2150) of C. elegans were cultured at 20˚c under standard conditions
- Genetic ablation of sensory neurons
  - » Expression mouse caspase-1(mCasp1) for the ablation of AWC, AWA, ASH and AWB neurons
- Chemotaxis assays
  - » Clear layers at the top of the medium were obtained and spotted onto assay plates
  - » Urine samples stored at- 20˚c were thawed and kept at room temperature for assays

INTRODUCTION

- It has been reproted that cancers exude odours that can be detected with high accuracy by dogs or mice
- Difficulty in introducing canine scent recognition into clinical practice because of the need to maintain accuracy
- Lower organisms that can detect odours emitted by cancers with the high accuracy of dogs may be suitable for the development of a technology to detect scents emitted by cancers

RESULTS

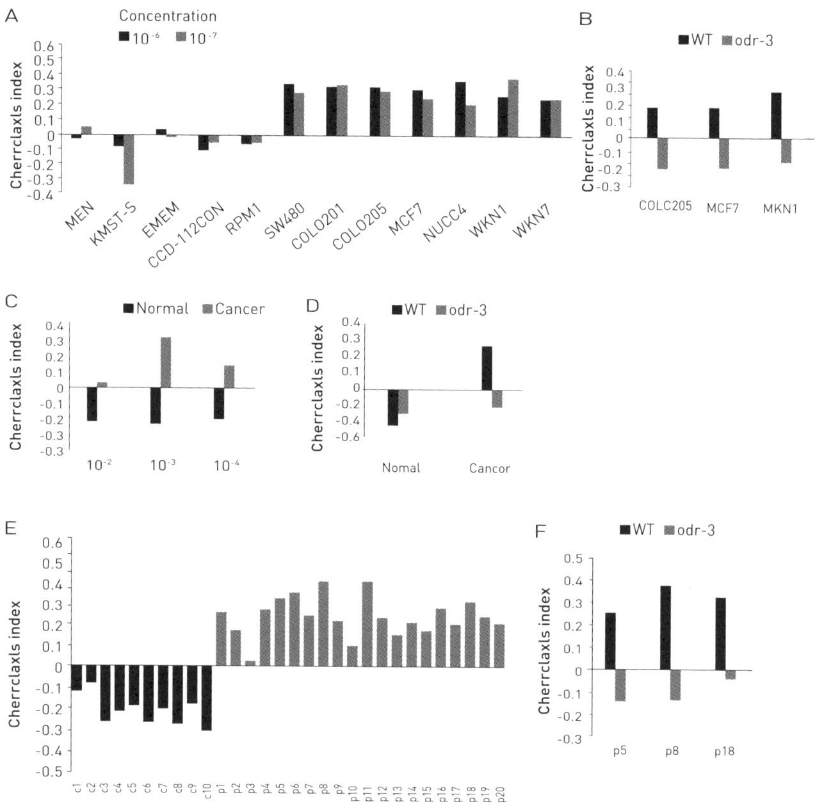

Fig 1. C. elegangs can respond to cancer cell culture medium and cancer tissue, and detect cancer smells in human urine.

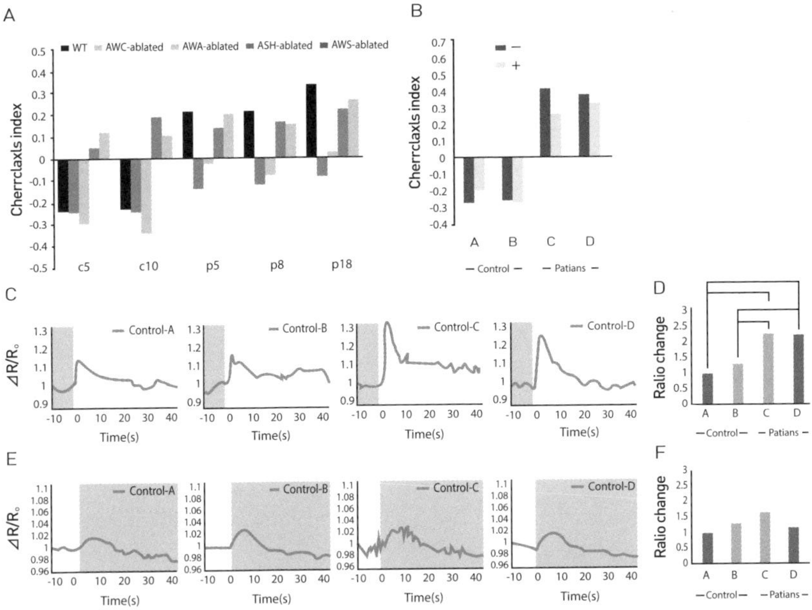

Fig 2. C. Olfactory neurons of C. elegans respond to urine from cancer patients.

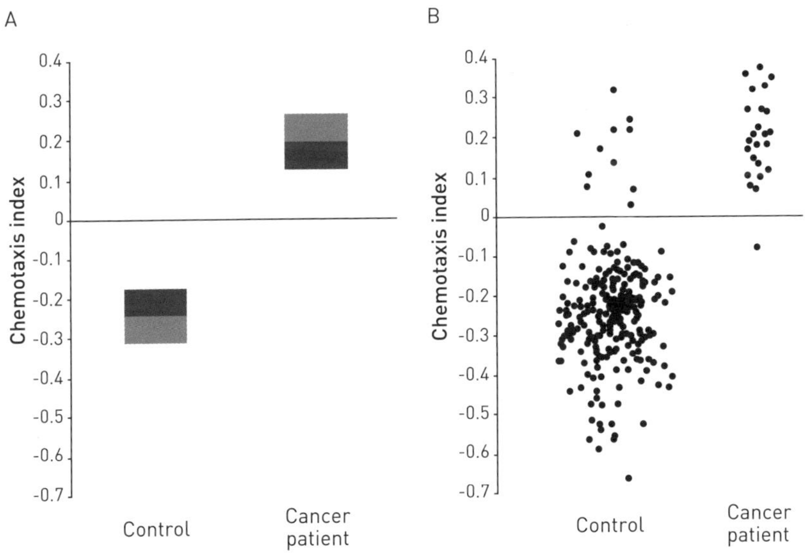

Fig 3. NSDT of 242 urine samples.

CONCLUSION

- C. elegans showed attraction to the urine samples regardless of the type of cancer
- The NSDT has outstanding characteristics such as high accuracy, low cost, painlessness, convenience and speed, and use of urine without restriction of meals and activities.

참고 글 1 발표수업 준비요령

발표수업은 그간 배운 기술을 모두 발휘하는 축제다. 이론과 간단한 실습을 한데 모아 녹여 그것도 팀이 합심하여 이룬다면, 과제 완료 후 큰 보람을 느낄 것이다. 이를 위해 고안된 세가지 발표과제인 논문 발표, 연구자 인터뷰/면담과 의학/메디칼트리즈(M_TRZ)의 사례 개발이다. 의학의 초년생에 다양한 의학 연구방법론과 이를 바탕으로 하는 연구계획서를 작성하는 것은 무리이다. 더구나 의학논문을 겨우 읽는 수준에 논문 발표를 강요할 수 없다. 이들 과제는 본격적인 연구와 의학을 모르더라도 상식적인 수준에서 연구에 접근하는 잇점이 있다. 그간의 경험과 실적이 이를 입증한다. 그러나 막상 준비하려면 시간이 걸리기 십상이다. 이를 줄이고자 몇가지 실질적 조언을 드린다.

1. 과제 : 연구자 인터뷰 후기 발표/소개

가. 대상 : 교내 연구자(교수) : 가급적 미래캠의 의학과 관련되는 보과대, 과기대, 의대 가능

나. 내용 : 교수님을 인터뷰하여 그 내용을 발표, 내용은 연구주제, 교수님 소개, 주요 논문(적어도 한 논문 요약 발표), 연구 동기, 기타 연구를 위한 자세, 철학등

다. 발표시간 : 30분내(20분 발표 10분 질문) 라. 형식 : PPT, 각 조별

2. 주의 사항

· 가급적 교수님들이 겹치지 않게 조장끼리(없으면 정하실 것) 논의 할 것(먼저 예약하면 알릴 것)

· 뵙기 전에 적어도 홈피나 연구내용을 파악할 것, 뵙기 전에 주요 논문 하나는 조원들이 숙지 할 것, 이메일로 정중하게 요청드릴 것!

· 이메일 예시 : --- 교수님, 안녕하십니까 ? 저는 의예과 --- 로 ---- 수업의 과제로 교수님을 면담을 요청드립니다. 연구자의 길을 가려는 어린 저희들에게 시간을 내주셔서 좋은 말씀을 듣고 배우려 합니다. 한 30분정도 내주시면 감사하겠습니다. 편한시간을 알려주시면 감사하겠습니다.--- 올림(조 대표)

· 약속이 되면, 질문 내용을 미리 이메일로 알려드려도 되고, 각조원은 한가지씩 질문을 준비하도록 할 것

· 필요시 녹음을 할 것(교수님께 양해를 구하고)

· 연구와 관련 없는 사적인 질문이나, 장시간(30분이상) 면담은 실례임.

· 의학연구방법론에 대한 기본적인 소개를 필요시 하실것(수업목표나 배운 내용을 정리하여 대답할 준비를 갖출 것)
· 그동안 배운 내용을 실습 : 즉 그간 수업에서 배운 질문하기, 대답하기, 논문읽기, 발표(인터뷰도 발표/소통의 하나), 과제 수행하기(문제 해결),
· 교수님의 연구주제 접근 방법(문제 해결의 하나, 교수님은 어떻게 문제를 해결하고 그 창의 수준은 어떠한가?)

3. 인터뷰 내용 발표하기

(표, 차트, 구두 발표 등을 실제 체험하기), 각자의 소감(실명으로)

· 수업시 4조 밖에 못하므로 선착순으로 진행!
· 미발표조는 감점(다음 주 가능), 그 다음 조가 발표
· 무작정 질문하지 말고 "홈피의 연구 주제와 --- 논문을 보고 궁금한 점이 있습니다." 식의 접근 방법이 바람직함! 질문의 수준, 질문하는 방법을 상기하실것!
· 연구자선정 : 의대 교수님은 가급적 연구실이 있는 분이 바람직함! 미래캠 교수님을 이차로 권하며(접근성 측면에서) 연구실 투어도 가능하므로 필요시 동영상 촬영도 가능함. 작년에 인터뷰한 교수님 제외(수업시간에 물어보실 것), 면담요청을 미루는 교수님도 제외.

다음은 트리즈 발표에 관한 조언이다. 트리즈 발표를 통해 자기 조에 해당하는 의학적 사례를 배울 수 있다. 사전에 강의를 듣고 실습을 거쳐 본격적인 과제 수행을 준비한다. 적어도 한시간은 내어야 준비가 가능하다. 다음은 그

간 흔한 지적 사항들이다.

- 가급적 한 발표자가 취합하여 PPT로 발표하시고, 개별 준비물 증빙은 반드시 출력하여 조별 과제시 이를 모아서 제출. 가급적 보낸 슬라이드 형식을 활용할 것.
- 트리즈는 각 조원당 슬라이드 하나가 바람직! 대표도면 하나에, 사례명/원리/설명/도면/출처(필수), 그 외에 개선사항(권장사항)등을 명기할 것! 특히 도면과 출처는 빠져선 안 된다. 사례가 의학 및 보건과 관련 되야 함. 공학적 사례는 지양 할 것. 단 의공학/의료기/의료기술/제약/바이오제품 및 기술/콘텐츠등 가능.
- 출처는 특허번호(국내외), 논문이나 책(학술서)가 바람직, 뱅쿠버스타일로 작성. 네이버나 단순 구글 검색을 통한 웹사이트 표기는 지양함.
- 발표시간은 인터뷰 및 트리즈는 10분 발표에 5분 질문, 총 15분이 바람직함. 이를 넘기면 휴식시간에서 차감함.
- 슬라이드를 절대로 읽지 말것! 준비 부족 발표는 제지/중단하거나 개입 할 것임! 발표전 리허설을 통하여 시간을 가늠할 것!
- 한두사람이 돌아가면서(5-6번 발표수업) 발표가 바람직. 그전에 슬라이드를 모아 선행연습.

트리즈 사례는 한가지 원리이상이 적용되거나 다른 원리로 해석될 수 있기 때문에 정답은 없으며, 이런 발명 사례가 트리즈 기법을 이용하지 않은 경우가 대부분이다. 그럼에도 이를 분석하여 의학적 창의 발상에 활용하는 기법을 배울 수 있다. 이런 사례 연습을 통하여 의학도로서 교육, 진료, 연구, 봉사에 이르기까지 평생에 적용하길 바란다. 여러 학생들의 사례를 듣고 배우면서 발표수업의 듣는 기술을 연습하며 자신의 기량도 올리는 일석이조의 학습효과도 덤으로 얻는다. 이 두 과제를 완수하면 어떤 발표라도 자신있게 할 수 있을 것으로 확신한다. 마지막으로 발표 후에 최종 수정 발표본을 모아 공유학습/시험문제 출제와 본인의 성과 증빙물로서 제작, 제출해야 하며, 이는 졸업 후 본인의 연구 포트폴리오로 활용될 수있다. 요약하면 발표수업을 소홀히 하지 말고, 귀한 기회로 발표자로서 최선을 다하고, 깊은 통찰을 얻길 바란다.

참고 글 2 발표참여의 자세

발표 참여 과제와 관련 수업은 졸업 후 다양한 전문/학술적 발표모임 일명 Conference(컨퍼런스)에 발표자로 참여를 가정하여 미리 예방주사를 맞는 수업이다. 수업에서 그동안 6-7차례에 걸쳐 이론을 습득하고 간단한 실습을 각 세션마다 했지만 이제 본격적으로 조발표를 통하여 배운 모든 이론과 술기를 모아 발표에 녹여 내야 한다. 본격 발표 준비에 앞서 발표 참여에 대한 자세를 나누고자 한다. 의학연구방법론 발표는 설정된 두 가지 주제를 발표한다. 첫째는 연구자 인터뷰와 의학적 창의의 방법론인 메디칼 트리즈를 이용한 40원칙 중 각조(모두 8조)에 배당된 5개 원칙을 각 조원이 사례를 발굴하고 이를 모아 발표하는 것이다. 창의의학 입문 발표는 트리즈 대신 논문 발표를 한다.

발표를 하라면 처음엔 어색해 한다. 그러나 그간 배웠던 내용을 생각하면 발표 능력을 늘릴 수 있는 둘도 없는 기회가 될 것이다. 실제 발표는 개인이 하지만 연구 그룹, 즉 연구실을 대표해 나서는 만큼 정돈된 자료와 발표 준비가 필요하다. 이는 발표자로서의 의무며 일반적인 자세이다. 학술적 컨퍼런스에서는 자신의 발표만이 중요한 것이 아니라 즉 시연자가 아닌 청자(聽者)로서 자세가 중요하다. 초심자의 경우 배울 것이 많으므로, 짧은 시간에 필요한 지식을 흡수하는 좋은 터가 된다. 다른 조의 발표에 실상 관심이 덜 가더라도 최대한 귀를 기울여 들어야 된다. 창의의학의 경우는 논문 발표로 두개(2) 조가 경합하고, 각조가 문제를 출제하나, 본 과목의 경우 다른 원칙을 발표하더라도 형식이나 내용등이 평가하기에 쉽고 청자도 쉽게 판단 할 수 있어 자신의 발표능력을 향상시키기에 적절하다. 특히 발표회에서 듣는 기술은 매우 중요하다. 돌이켜보면 많은 의학적 지식, 특히 전문화된 지식을 얻고 영감을 얻은 것은 발표 현장이었다. 특히 궁금한 점과 해결이 어려운 문제를 푸는 힌트를 우연히 듣는 경우도 종종 있었다. 발표회에서 만나 귀한 연구의 인연을 맺은 경우도 있었고, 서로 다른 분야에 얘기를 교류하면서 교과서에서 배울 수 없는 것을 얻었다.

배움의 기술을 처음 배우게 된 것은 학교였다. 학교에서 의학이라는 다양한 분야를 배우다보니 자연히 듣는 기술이 익혀졌고, 마치 처음에는 음악으로 치면 클래식부터 국악, 재즈, 가요에 이르기까지 다양한 소리에 익숙지는 계기가 됐다. 이는 학부 졸업 후도 마찬가지이다. 학부시절에는 시험을 통과하는 주로 수동적 암기의 기술이 주지만, 졸업 후에는 문제가 저절로 발생하여 자신이 해결해야하는 능동적 문제 해결자로서의 운명이 주어진다. 항시 문제가 자신의 분야만 국한되는 것이 아닌 다른 임상과 심지어 기초 및 비의학 분야와 관련이 있을 수 있다. 졸업 후에 본격적으로 들으려면 쉽지 않다. 학부 시절부터 수업 외에 전문가의 강의도 듣고 이해는 어렵지만 배운 지식과 연계하고 질문을 던지는 그런 훈련이 필요하다. 이런 과정이 생략되고 바로 전문가들의 학술 발표회에 가면 마치 촌뜨기가 백화점에 간 것과 진배없다. 비록 수업의 형태의 발표지만 타인의 학술 발표를 경청하는 것은 단순히 예의라기 보다는 이런 이득이 있어 꼭 필요하다. 훈련 없이 듣기의 고수가 되기 어렵고 들어서 지식을 배가하는 득도가 없으면 그저 평범한 연구자로서 한마디로 창의적 의학을 구현하기는 요원하다.

발표수업에서 다루는 주제는 아직 배운 적이 없는 임상이나 기초의학 발명이라서 어려울 수 있다. 이를 해결하기 위해서 의학을 모르더라도 알수 있는 발명품, 의료기기, 기술 등을 상식선에서 의문을 갖고 그간 배운 탐색기술과 문헌조사를 통하여 근거를 파고 이를 발굴하는 팀/조(별) 과제라는 형식을 도입한 것이다. 2년간의 경험을 통하여 의학을 모르는 의예과 학생들이 충분히 과제를 수행하는 것을 목도하였다. 이는 의학의 제반 문제가 혼자가 아닌 팀으로서 해결하는 실전적 취지로 각 개인이 과제를 나누어 해결하고, 이를 모아 팀 과제로 통합하여 발표하고 최종 자료를 만들도록 고안되었다. 의대에서 경쟁만 강요하다보니 동료가 졸업 후 서로 도와줄 평생지기로서의 관념과 자세를 배우기 어려웠다. 하여 서구에서는 동료가 경쟁자이지만 협력자로서의 역할을 인식하도록 교과 과목이 짜여 있다. 세간에 의사가 이기적이며 같은 의사끼리 잘 화합이 안되고, 다른 계층과도 잘 소통하지 못하는 것이 고식화된 경쟁적 교육제도 탓이 아닐까? 몇 년간 조별 과제 수행을 본바 미꾸라지처럼 적은 역할을 그나마 다른 조원의 기여에 편승하려는 경우를 많이 보았다. 조원의 자세는 작은 역할이라도 충실히 솔직하게 임해야 한다. 이를 위해 자신의 역할을 구체적으로 밝히는 문서를 첨부하도록 하였다. 그리고 필요한 경우 동료평가 및 익명의 제보도 받는다. 이는 선의의 열정적 참여자가 받는 불이익을 줄이기 위함이다. 처음에 주제를 받고 막상 혼자 한다면 어려울 일을 팀 과제로 나누면 대체로 1-2주내에 분석하고 발표준비 까지 대충 하게 된다. 다음은 다듬는 작업으로 발표 연습, 대본, 슬라이드 제작, 인터뷰, 필요시 동영상 제작등 매우 바빠진다. 시간이 되면 나와 인터뷰 당사자에게 피드백을 받는 것도 좋다. 이런 피드백이 적어도 두 번 정도 되면 이상적이다. 처음 발표 하는 조가 대체로 피드백 받기 어려워 불리하므로 이를 감안하여 평가하니 너그러운 이해를 바란다.

발표회에서 질문과 응답/대답, 일명 Q&A는 필수다. 대체로 질문을 하지 않은 수업을 경험했지만 문제와 그 해결을 다루는 실전적 학술 모임에서는 질문과 그 응답이 산지식이며 배움이다. 꼭 질문을 하기 바라며, 질문을 하려면, 제대로 된 질문의 숙성과정이 필요하다. 단순 지식보다는 적어도 발표자의 논문과 관련 글을 사전에 읽고, 발표자의 이력도 아는 상태에서 질문하는 것이 바람직하다. 가장 좋은 질문은 발표자의 문제를 스스로 깨닫고, 해결점에 이르는 통찰을 제시하며, 다른 청중들도 배웠다는 느낌을 주는 격려와 사려 깊은 학문적 멘트이다. 대체로 학술적 질문과 답은 정답이 없으므로 겸손

하게 예를 갖추고, 꼭 필요한 질문 하나를 묻고 다른 질문자를 위해 양보하는 것이 좋다. 답도 이에 걸맞게 “예! 좋은 질문입니다.” 이는 불변의 글로벌 멘트다. 경쟁하는 발표를 제외하고 아무리 기분 나쁜 질문이라도 일단 예를 갖추면 청중은 당신의 편이 된다. 질문이 공격/반박이라고 할지라도 변명한다는 인상을 주지 말고 차근히 논리적으로 방어적 설명을 하는 편이 낫다. 대체로 영어로 발표하는 것은 문제가 없으나, 동양인의 경우 소통 문제로 Q&A 시간을 두려워하는 경우가 많다. 대체로 학술적 회의에서 본인의 발표는 자신이 제일 잘 알므로, 절대 기죽을 이유가 없다. 질문을 잘 못 알아들으면, 천천히 얘기해 달라 하면 되고, 답은 짧게 핵심만 얘기하고, 더 긴 이야기는 쉬는 시간으로 돌리면 된다. 이렇게 몇 번 겪으면 비록 콩글리시라도 발표가 오히려 재미있어진다. 이제는 청중의 일원으로 질문자로서 보석 같은 지식을 캐러(Knowledge miner) 발표장을 누비는 상상을 해보시라! 발표회가 발표장이 그리 귀하고 축복받은 곳임을 실감하리라! 이런 효과는 당장에 드러나지 않는다. 세월이 흘러 여러 지식과 경험이 모여 비로서 자신만이 구축한 독보적인 지식의 체계가 구축되리라!

조별 과제에서 인터뷰는 단순 발표가 아닌 저자들에게 질문을 하면서 연구의 의도와 동기, 태도 및 인생관과 교훈을 배울 수 있다. 전술한 바처럼 무조건 질문하는 것이 아닌 저자와 논문에 대한 상세한 조사후 임하도록 권유한다. 마지막으로 발표 후에 최종 수정 발표 본을 모아 공유학습과 본인의 성과 증빙물로서 제작, 제출해야 하며, 이는 나중에 본인의 포트폴리오로 활용될 수있다. 이 과정을 통하여 나를 살찌게 하는 동료와 주변에게 감사와 관심을 갖는 통찰의 계기가 되길 바라며, 이제 모의 발표회에 처음 데뷔하는 학생들에게 박수와 진심으로 박수를 보낸다.

참고 글 3 조별 협력수업/학습의 자세

의학의 수업은 그 양과 질이 실상 무한하다. 학부에서 꼭 필요한 과정과 내용만 6년 과정에 담은 것이다. 실상 의학의 전문가가 되기 위하여 배워야 되는 지식의 양은 끝이 없을 것이다. 의학 수업이란 기본적 지식의 전수가 중요하다. 그러나 의학은 결국 사람 목숨을 살리는 문제를 직접 다루므로 문제 해결을 항상 염두에 두어야 한다. 단순한 문제는 교과서에 답이 있지만 복잡한 문제는 교과서에도 없고 더구나 혼자 풀기는 더욱 어렵다. 이런 점에서 의학도들이 학습에 임할시 문제 해결을 위한 실전적 자세가 배어 있어야 한다. 학습 따로 문제 해결 따로는 실로 낭비다. 촌각을 다투는 응급 환자가 내원했을 때, 이를 해결해야 하는 의사의 자세는 어떤가? 자신에게는 직업으로서 단순한 문제 해결이나 환자 자신에게는 목숨이 달린 문제다. 즉 촌각을 다투어 최대한 최고의 효율로 문제 해결을 시도해야 한다. 즉 긴박성, 적극성, 열린 자세로 자신의 지식과 지견보다 나은 동료와 선배들에게 의견을 구하고, 혼자가 아닌 팀원이 모여 문제 해결을 보통은 하는 수순을 따른다. 이를 다시 학부 시절의 수업/학습으로 환원하면 힉습자는 적극적, 긴박성, 개방적, 동료에 협력적 자세가 필요하다. 의예과 수업의 현장을 보면 이런 자세와 거리가 먼 것을 일견 알 수 있다. 첫 시간은 그래도 처음이라 잘 경청하지만 이내 고교시절 몸에 배인 수동적, 암기적, 비자발성, 무응답 등 의학도로서의 미래적 자세는 찾아보기 어렵다. 2학년에 올라가서 교수들의 상벌 평가가 좀 더 능동적 학습을 유발하나 이는 결국 자발적으로 보기 어렵다. 조별 학습도 많은 수의 학생을 한정된 시간과 교육도구로 일대일로 가르치기 어려워, 교수자 편의상 조 편성을 하는 것이다. 의학의 문제의 본질이 혼자 하는 것이 아님을 깨달아, 모여 문제를 해결하는 집단 지성과 협력의 기술을 일찌감치 가르쳐야 하는 것이다. 이런 태도를 제대로 배우지 못하면 학부 성적은 좋으나 협력할 줄 모르고 오만과 유아독존으로 생명의 전선에서 오히려 아군에 해를 끼칠 수 있다. 의예과 수업에서 조/팀별과제를 내 준 것은 그런 의도에서다. 이미 오래전 학생들이 모여 학습을 잘하면, 시너지가 되어 자신도 깜짝 놀랄 만큼의 성과를 이룬 것을 목도했기 때문이다. 과거의 이런 수업은 교수들과 학생들에게 생소하고 의문시 되었다. "왜 강의를 안 하고 한번도 보지 못한 과제를 주지?" 이런 식의 반응이었다. 최근 의학교육에서 강의 외에 다양한 교육/학습 방법을 하도록 강제하므로 이젠 인증평가 요건으로 이를 수용하게 되었다. 그러나 전향적으로 보면 과감히 많은 부분에 조별 협력수업을 만들고 고안해야 한다고 생각한다. 개별 학습은 동료를 적으로 생각하고 경쟁하며 성적을 올리는 방편도 되지만, 동료가 같이 문제를 푸는 건설적인 동반자며 협력꾼으로서 문제 해결자로서의 능력과 자질, 자세를 배울 수 있는 것이다. 동료와 협력을 못하는데 환자/환자 보호자, 의료인력, 때로는 비 의료인으로 행정요원들과 어찌 소통할 수 있겠는가?

협력수업/학습은 많은 잇점이 있다. 남을 이해하고 경청하며, 자신을 돌이켜보며, 뭉칠 때 자신의 능력보다 더 큰 일을 할 수 있는, 실제 실전에서 문제에 봉착시 이를 해결 할 수 있는 유사한 체험을 하게 된다. 의예과 수업에서 조별 연구자 인터뷰, 논문 발표등은 좋은 예로 이론으로 배운 질문하는 법, 문헌 찾는 법, 논문 독해, 발표하는 법, 슬라이드 및 동영상 제작법등 다양한 기술을 실전에 적용하여 불과 2주면 대체로 완성도가 높은 발표 수준에 이른다. 이 과정을 마치고 최근 임상 실습에서 자료를 주고 자원 학생들에게 분석 후 논문 작성을 시켰는데, 담당 교수가 "학생들이 작성한 논문 수준과 성과/완성도에 너무 놀랐다"고 들어 더욱 이 협력 수업/학습의 확산을 더욱 확신하게 되었다. 물론 학부 졸업 후 학교 성적도 중요하지만 연구 성과도 평가대상이 되어 이를 준비하는 방편으로 연구를 준비하기도 하나, 이 역시 혼자 하기는 보통은 어렵다. 과제 특성상 혼자도 가능하나 학생 신분으로 정규 수업으로 협력 수업에 참여한 것이 제일 좋다고 생각한다. 이번 의학연구방법론 수업에서 협력 학습용 과제를 주었는데, 처음이라 완성도가 떨어졌고, 아직 의학 학습자로서의 자세를 찾지 못한 것 같아 이 글을 쓰게 되었다. 발표를 듣고 몇 가지 조언을 드리고자 한다.

먼저 조별 학습과제는 각 조원이 자신의 역할을 못하면 큰 손실이 된다. "내가 빠져도 무슨 문제가 되겠냐?" 는 사고방식은 절대 금물이다. 이런 태도는 전염성이 강하며 건전한 발전적 학습공동체를 파괴하는 악성 바이러스다. 초심 학습자로 이런 태도는 지양되어야 한다.

연구자 인터뷰 후기 발표/소개는 공지 한지 두 달이 되는데 더구나 중간 고사 기간 과제를 주었는데 딱 한 조만 발표 하였다. 즉 조별 소통이 안 되고, 조별 과제의 의도와 내용을 정확히 파악치 못한 상태로 볼 수 있다. 이는 개별 과제는 아니므로 속히 조언들 끼리 소통하여 일정과 각자의 역할을 정해야 한다. 인터뷰할 연구자의 논문은 최근 것으로 적어도 한두편 읽고 저자의 프로필을 숙지한 상태서 학술적 질문이 주가 되어야 한다.

메디칼 트리즈 발표는 개별 과제의 성격이 강하나 한 가지 원리를 여러 조원이 다른 시각으로 볼 수 있게 하고 이를 모아 통일성 있는 슬라이드와 발표 형식으로 만든 조별 과제의 성격도 갖는다. 이를 잊고 각 조원이 다나와 자신의 것을 5분 이상 발표하는 이기적인 모습도 보였다. 어차피 개별 자료를 내야하니, 이를 보면 개별 평가는 발표를 안보고도 알 수 있다. 조 발표는 다른 조원도 알 수 있게 도면, 형식, 문장들도 통일 되어야 한다. 특히 저번 드린 조 발표 요령을 잘 숙지하길 바란다. 발표는 최대 2인(매번 돌아가면서)이 시간을 엄수하고 미리 예행연습을 해야 한다. 자료도 와서 허둥대며 준비하지 말고 미리 수업 전, 쉬는 시간에 자료를 심어 놓아야 한다. 실제 발표장에서 준비한 자료가 작동안하는 경우가 많다. 모든 준비 자료는 당일 수업에서 제출해야 점수를 받는다. 불행히도 자료, 발표가 준비 안 된 조가 꼭 있다. 다음번에 두 배로 발표를 해야 하므로 부담이 될 것이다. 수업시간을 잘 이용해 조별 협력학습이 미래 의학도에게 꼭 필요한 생존 기술임을 알고, 그 묘미를 배우고 체험하길 바란다.

CHAPTER
09

논문 발표, 의학 예절 및 관련 윤리

CHAPTER

09 논문 발표, 의학 예절 및 관련 윤리

1. 학습 목표

논문 발표의 실제를 배운다.

의학 예절의 개념을 배운다.

의학 관련 윤리 중 동물윤리, 연구윤리, 출판윤리를 배운다.

2. 학습 안내

1) 학습 개요

논문발표의 실제를 예시를 통하여 배운다.

의학 예절을 학생 행동 강령과 함께 예시를 들어 설명한다.

출판윤리는 이미 다른 장에서 배운 사항을 정리하고, 이러닝을 통하여 배운 동물윤리와 학습/연구윤리를 보충 설명하고 질의응답을 통해 이해시킨다.

용어 정리 : IRB(Institutional Review Board), IACUC(Institutional Animal Care and Use Committee), IBC(Institutional Biosafety Committee), COI(Conflicts of interest), 3Rs(Replacement, Reduction, and Refinement)

2) 학습 요령

미리 참고 글을 읽고, 실제 작업 중인 발표 슬라이드와 발표 준비에서 어려운 점을 피드백 받도록 한다. 이러닝 이수과목은 이수 또는 학습한 내용을 미리 복습하여 수업에 임한다. 기말 시험에 나오므로 용어 및 개념 정리가 필요하다.

3. 학습 과제

1) 수행 과제

(1) 개별 : 참고 글 1, 참고 그림 1, 2 및 논문 발표의 실제를 읽고 느낀 점과 자신이 향상하고 싶은 점을 쓰시오.

수업을 듣고 의학 예절 및 관련 윤리에서 자신이 향상하고 싶은 점을 쓰시오.

(2) 조별 : 동 주제로 학교 수업이나 생활, 시스템에서 비평 및 개선 사항을 쓰시오.

참고 글 1 **논문 발표의 실제**

논문발표는 창의의학의 대미며, 총결산이다. 배운 여러 소통 기술을 한데 녹여 전달하고 평가 받는 축제와도 같은 시간이다. 몇 년간 수업을 진행하면서 느낀 몇 가지 조언을 드리고자 한다. 개인이 발표하는 것이 아닌 조별 발표 이므로 효율적인 분담이 필요하다. 아래 조발표 요령을 적어 보았다.

조 발표 요령 :

1. 조원 역할 분담 : 발표자, 발표자원자, 내용분담
2. 발표 전 적어도 2번 피드백(총괄 및 수업 교수님)이 필요. 일단 수요일전 보내주면 내가 보고 한두 번 피드백 후 담당 교수님께 전달하여 직접 피드백주시도록 조정!.
3. 당일 : 슬라이드 인쇄본 1부 준비(수업 교수님용)
4. 슬라이드 작성요령
   1) 15-20분정도 발표분량 : 1 슬라이드 1분씩, 그림, 표등은 설명의 시간을 고려하실 것
   (실제 연습을 통해)
   2) 제목, 작성자, 이름, 역할 명기 할 것
   3) 목차 라. 교수님 프로파일/소개 마. 잡지 소개 ; IF 등
   (분야, 특성 및 JCR상에서)
   4) 자신의 이야기보다 근거를 갖고(인용) 이야기하고 필요시 문헌을 첨부 바람.
   5) 필요시 Reference(인용) 을 명기할 것 : 밴쿠버 등 인용법 준수
   (논문 발표 시 참조한 다른 잡지나 책, 웹 사이트 등)
   6) 연구 또는 발표의 제한점, 감사인사/사사 언급
   7) 글자를 조밀하게 배열하지 말 것. 글자 크기 폰트 등 가독성에 유의!
   8) 완전한 문장보다는 구와 핵심어, 표와 도식, 그림으로 표현
   9) 그림, 표 등 PDF 복사시 선명도 유의!
   10) 가급적 PDF로 파일을 만들어 사전에 교수님과 과대에 보내면 효율적 공유 가능

11) 교수님이 피드백한 부분 반드시 반영 할 것! 시간관계상 누락시 사전에 양해 구할 것!

12) 필요시 동영상, 애니메이션 활용(필수는 아님)

13) 각 역할 담당 조원은 준비한 근거를 당일 제출할 것!

동영상 및 슬라이드 파일은 수정 가능(2주일 내) 기말 시험 후 이메일로 제출

이상과 같으며 슬라이드가 완성되면 발표를 연습해야 한다. 다음은 발표 요령을 요약한 것 이다.

<u>발표 요령 :</u>

1. 발표자 선(단독 또는 다수), 당일 발표 조 앞줄에서 위치(준비 및 질문/답 등 대기)
2. 시간 엄수, 복장 가급적 단정, 태도 주의(주머니에 손넣지 말것)
3. 발음 명확히 할 것!
4. 파일 호환 확인(애플인 경우)
5. 레이저 포인터 흔들지 말 것
6. 사전 스크립트 작성(필요시, 아마 동영상 녹음 위해 필요 할 듯)
7. 발표 시 가급적 스크립트를 안보고 하실 것
8. 목소리 가급적 크게
9. 발표자 소개 및 종료 후 질의응답
10. 발표중간에 가급적 질문 받지 않기(시간관계상)

11. 전문용어 가급적 쉽게 설명

12. 내용 이해 없이 발표 금물!

13. 일차 자문을 선배나 해당 전공의에게(친할시, 담임 반/동아리선배) 문의 (필요시)

14. 발표 후 교수님 코멘트나 조언 듣고 교수님이 내신 퀴즈나 발표감상문/후기를 반드시 작성하여 조별 답안지에 붙여 제출!

이상을 명심하면 효과적인 발표를 할 수 있을 것이다. 체크리스트로 활용해도 좋을 것이다.

이 수업은 논문 저자 교수님의 참관 하에 두 조가 같은 내용을 발표하므로 서로 다른 스타일의 발표를 경험하는 좋은 기회가 될 것이다. 임상 교수님들과는 대체로 초면이므로 수업에 주의 및 권고 사항, 열 가지를 정리하여 보았다.

1. 수업시작 5분전 까지 출석
2. 복장단정(슬리퍼, 모자 금지), 음식물 반입 금지
3. 수업 중 다른 책 읽거나 펼치지 말 것!
4. 가급적 앞자리에 앉을 것
5. 수업 중 자리 이탈 금지(단 양해를 구하고 가능)
6. 노골적으로 자지 말 것! 졸리면 양해를 구하고 나갔다고 올 것!
7. 수업시간 바로 전, 중 소란스런 담화 금지!
8. 인사와 반응(교수님의 인사/질문)은 가급적 크고 신속하게 하실 것 등입니다.

9. 강의 중 폰 조작이나 시선을 수업 외에 두거나, 수업 외 다른 행위 금지!

10. 수업에 집중하여 개인이나 전체적인 좋은 인상을 주실 것!

수업 담당교수님은 대체로 예과생들이 어려운 자신의 논문을 읽고 발표하는데 놀라고, 긍정적으로 생각한다. 수업에서 더 많은 것을 얻을 수 있도록, 예절을 갖추는 것이 필요하다. 의학 예절 편에 언급하지 않았지만 좋은 소통을 하기 위해서 상대방(청중과 이해관계자)을 존중하는 것이 필요하다. 위의 사항을 잘 새겨 논문 발표의 새 장을 여는 창의적인 의사/의학도가 되길 소망한다.

참고 그림 1.

The pamphlet used to introduce animal experimentation ethics to teenage school pupils

What are animal experimentation ethics?

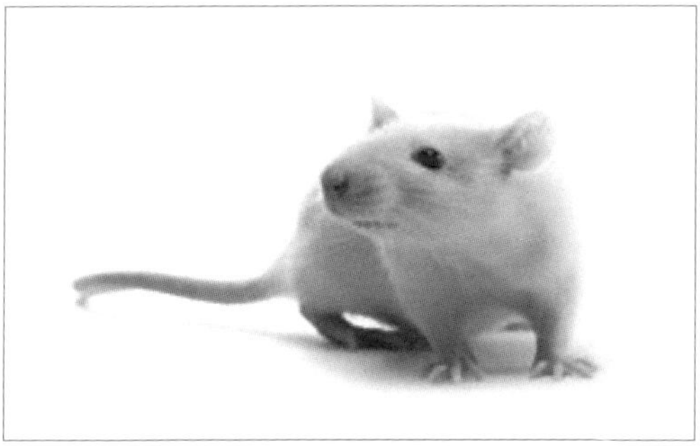

It is a discipline which studies how humans ought to treat research animals and the applicable ethical issues.

What is animal research/experimentation?

It is a study or a related process, performed on experimental animals, for scientific purposes (such as testing or research), or for education or breeding purposes.

What are research/experimental animals?

They are mainly vertebrate animals (amphibians, mammals, reptiles, birds and fish) used in animal experiments.

Why do people think we need animal experiments?

The information and results from animal experimentation are used to develop new drugs (medicines, vaccines, and antibiotics) in the hope that millions of human lives could be saved. Of course, experimentation with human subjects would be the best way to obtain accurate data, but this is associated with a range of other ethical issues.

Do animals have rights?

YES, of course. Just as humans have human rights, so do animals.

Are experimental animals ethically protected?

Every year, millions of animals are used in animal experiments. Experimental animals should be handled ethically. However, that is not always the case and, in some laboratories, they are treated unethically. For example, sometimes they are not anaesthetised during experimentation, or their living conditions might be inadequate, with poor sanitation and welfare.

One of the solutions is to promote the establishment of IACUCs which will increase researchers' awareness of animal ethics.

What is an IACUC?

It stands for Institutional Animal Care and Use Committee. Generally, these are established by law, in order to evaluate the ethical issues associated with animal experiments that are conducted at various types of institutes.

However, disappointingly, IACUCs have not yet been established in many animal research institutions and laboratories, especially in developing countries.

IACUC
Institutional Animal Care & Use Committee

Main principles used by IACUCs for assessing animal experiments: The 3Rs

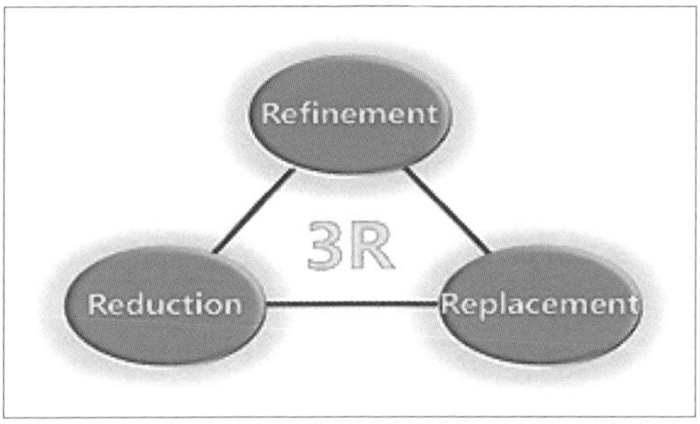

The IACUC ensures that the principles of the 3Rs are followed, which comprise the first letter of the following three words :

Replacement, Reduction and Refinement.

— **Replacement :** to replace/avoid in vivo experiments. For example, the use of animals of lower orders, such as invertebrates or cell lines, is recommended whenever possible.

— **Reduction :** to minimise the number of experimental animals used.

— **Refinement :** to minimise the pain and stress experienced by the experimental animals.

The spread of IACUCs through institutions around the world will protect animals from being used unethically during experiments.

Furthermore, it will ensure that animal experiments are carried out efficiently and ethically.

You can learn more about IACUCs at (http://iacuc.yonsei.ac.kr), where you can watch videos on animal experimentation ethics.

참고 그림 2.

연세대학교 원주의과대학

학생 행동강령

학습윤리	• 수업에서 대리출석을 하지 않는다. • 수업에 방해되는 행동을 하지 않는다. • 협동학습 또는 발표 시 무임승차를 하지 않는다. • 과제물 작성 및 제출 시 위조 및 변조, 표절, 중복제출을 하지 않는다. • 시험에서 부정행위를 하지 않는다.
연구 및 출판 윤리	• 인간 대상 연구 시 알아야 할 원칙을 숙지한다. • 표절, 중복게재, 위조 및 변조를 하지 않는다. • 저자의 권리와 책임을 숙지하고 연구에 기여하지 않는 사람을 저자로 포함하지 않는다.
동료 학생에 대한 존중	• 동료의 의견을 존중하고 협력한다. • 동료와 원활하고 효과적인 의사소통을 한다. • 동료에게 언어적 신체적 폭력을 하지 않는다.
실습 중 성실과 책임감	• 실습 중 학생은 무단조퇴 또는 무단결석을 하지 않는다. • 실습 중 학생은 병원 및 기타 실습 장소에서 무단이탈을 하지 않는다. • 실습 시 청결하고 적절한 복장상태를 유지한다.
진료역량 계발과 유지	• 의학적 수월성을 유지하기 위하여 평생 자기주도적으로 학습하는 태도를 갖춘다. • 자신의 능력에 적합한 범위와 수준 내에서 환자 진료에 참여한다. • 환자안전과 질 향상을 위한 진료 활동에 이해를 넓힌다. • 자신의 행동과 결정을 비판적으로 성찰한다. • 교수, 상급자, 동료가 제공하는 교육적 피드백을 수용한다.
환자 존중과 비밀 유지	• 환자의 비밀을 누설하거나 발표하지 않는다. - 병원 내 공공장소에서 환자의 정보를 이야기하지 않는다. - 인터넷 공간이나 사적인 모임에서 환자의 정보를 누설하지 않는다. - 환자의 의무기록을 발설하거나 유출하지 않는다. • 환자를 인격체로 존중하고 존엄성을 지켜주어야 한다. - 환자의 앞에서 환자를 무시하거나 모욕감을 주는 언행을 하지 않는다. - 동료 혹은 타인에게 환자를 험담하거나 무시하는 말을 하지 않는다. - 환자 진료 참여 시 진단과 무관한 부적절한 신체진찰을 하지 않는다. - 정치적, 사회경제적, 문화적, 인종적 이유로 환자를 차별하지 않는다. • 환자의 자율성을 존중한다.
환자와의 관계의 경계 및 이해관계 상충 관련 윤리	• 환자와 자신 또는 자신이 속한 집단의 이익이 상충될 때 환자의 이익을 우선으로 한다. • 환자와 부적절한 사적인 관계를 맺지 않는다. - 환자와 성적 관계를 갖지 않는다. - 환자와 개인적인 만남을 하지 않는다.
진료 참여시 직무부적합 행동	• 타인에게 언어적 신체적 성적 폭력을 해서는 안 된다. • 진료 참여시 부정적 영향을 주는 음주를 하지 않는다. • 약물을 오 · 남용하지 않으며 불법약물을 소지 또는 복용하지 않는다.

영문논문 예제

Molecular and cellular toxicological profiling of DNA bis-intercalator, quinoxaline compounds: echinomycin as the versatile lead

Implication of immunokine profiling for cancer staging

MOLECULAR STRUCTURE OF NUCLEIC ACIDS

Cancer immunotherapeutic effects of novel CpG ODN in murine tumor model

In vitro and in vivo activities of echinomycin against clinical isolates of Staphylococcus aureus

부록 : 논문

Ref 1

Mol Cell Toxicol (2018) 14:9-18
DOI 10.1007/s13273-018-0002-8

REVIEW PAPER

Molecular and cellular toxicological profiling of DNA bis-intercalator, quinoxaline compounds: echinomycin as the versatile lead

Yoon-Sun Park[1], Woon-Seob Shin[1], Cheol-Su Kim[2], Chan Mug Ahn[4], Xu-Feng Qi[5] & Soo-Ki Kim[2,3]

Received: 20 November 2017 / Accepted: 5 December 2017
© The Korean Society of Toxicogenomics and Toxicoproteomics and Springer 2018

Abstract Of quinoxaline compounds, echinomycin is classically known as an antitumor agent which binds to DNA via a mechanism of bis-intercalation. In addition to intercalation, quinoxaline compounds such as echinomycin, echinomycin derivatives or analogues might control anomalous cellular proliferation in eukaryotes via specifically triggering cellular signaling pathways in mitochondria, as well as under hypoxia. Further, since echinomycin was proven to be a specific inhibitor of HIF-1α, these novel mechanisms could be clinically applied in the development of therapeutics against cancer, infection, obesity, fibrosis, and autoimmune disease. Herein, this review focuses on the current toxicological profiles of echinomycin as well its potential applications in medicine.

Keywords: Echinomycin, Quinoxaline, Antitumor, Signaling, Antimicrobial, Hypoxia-inducible factor-1α

Introduction

Is there any magic bullet against human disease? This might be a nerdy, controversial question but sophisticated to answer. Once reflecting current human disease from the point of the incidence/prevalence, and the curability, and the mortality/prognosis, the human-inflicting diseases might be narrowed down: cancer, non-cancerous disease such as infection, and non-cancerous, non-infectious disease such as obesity, metabolic syndrome, fibrosis, and autoimmune disease. Surprisingly, with being full of evidence, echinomycin as a natural bis-intercalator would be at the crossroad is one of the leading candidates. which is an antitumor antibiotic isolated from the culture broth of *Streptomyces*[1]. This comprises two quinoxaline moieties bridged with an octapeptide, which would function as a bifunctional intercalator with specific region of DNA[2,3]. Of the escalating evidences, the first is that since the discovery of echinomycin in Germany in 1957, CG base specificity of echinomycin fascinated oncologists, and biochemists owing to an ideal mechanism of oncotarget, which might contribute to incomparably potent antitumor activities against standard tumor panel, and be free of chemo-resistance because of irreversible binding with preferential CG bases[4]. Grounded on this, echinomycin was tested in phase I, II trial against a wide array of cancer[5,6]. Second, we discovered that aside from bis-intercalation, echinomycin is able to harbor unique action mechanism such as apoptosis[7], cellular signaling inhibition[8], and to be superior to vancomycin against methicillin-resistant *Staphylococcus aureus* (MRSA) and vancomycin-resistant enterococci[9,10]. This is a monumental finding that bis-intercalators would trigger cellular signaling and replace vancomycin in the case of vancomycin-resistant infection. At that time, while well realizing the real value of echinomycin, we pursued the chemical approach for

[1]Department of Microbiology and Institute for Clinical and Translational Research, Catholic Kwandong University College of Medicine, Gangneung 25601, Republic of Korea
[2]Department of Microbiology, Wonju College of Medicine, Yonsei University, Wonju, Gangwon 26426, Republic of Korea
[3]Institute of Genomic Cohort, Wonju College of Medicine, Yonsei University, Wonju, Gangwon 26426, Republic of Korea
[4]Department of Basic Science, Wonju College of Medicine, Yonsei University, Wonju, Gangwon 26426, Republic of Korea
[5]Key Laboratory for Regenerative Medicine of Ministry of Education, Ji Nan University, Guangzhou, 510632, People's Republic of China
Correspondence and requests for materials should be addressed to S.-K. Kim (✉kim6@yonsei.ac.kr)

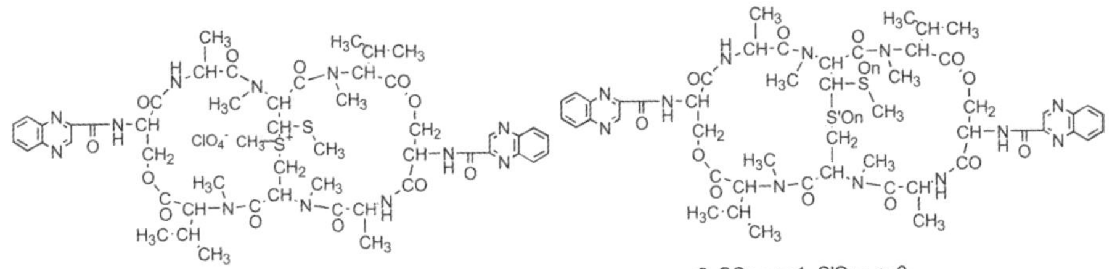

1

2. SOn ; n=1, S'On ; n=0
3. SOn ; n=1, S'On ; n=1
4. SOn ; n=2, S'On ; n=0

Figure 1. Structure of methyl sulfonium perchlorate of echinomycin.

clinical trial so as to broaden the narrow therapeutic margin, as well as to reduce the toxicity. To the end, we had a collaboration with the renowned bioorganic chemist, Professor, Yong Hae Kim at KAIST to synthesize echinomycin derivatives, and analogues. Objectively, this period might be a critical in the history of echinomycin evolution because there was an unprecedented progress in the biological and chemical aspect. The third leap was ignited by the fact that echinomycin acts as an inhibitor of hypoxia-inducible factor (HIF)-1 DNA-binding[11], and later proven to be a specific HIF-1α inhibitor[12]. Currently, the importance and impact of HIF and HIF-1α has been being highly recognized thanks to their intimate association with human intractable diseases such as cancer, infection, obesity[13], fibrosis[14], and autoimmune disease[15]. In that context, this review will outline the essentials of each stage, and highlight the current insights of echinomycin, thus ushering in the future application.

Natural bis-intercalators

Since the discovery of echinomycin, 21 different natural individual compounds of bis-intercalator was found from Actinomycetes including genera of Actinomadura, Micromonospora, Nocardioides, Streptomyces, Streptoverticillium[16]. The general structure of bis-intercalators is a complex peptide scaffold composed by head to tail dimerization from two identical amino acid core chain plus two protruding bicyclic hetero-aromatic chromophores. Based on the structure of non-ribosomal peptide core, bis-intercalators can be divided into three class: (1) cyclic; luzopeptins, quinoxapeptins, quinaldopeptin, and sandramycin, (2) twofold symmetric bicyclic; BE-22179, thiocoraline, quinomycins, SW-163C, and triostin, (3) pseudosymmetric bicyclic; SW-163D-G, and echinomycin[17]. Interestingly, bis-intercalators have sequence specificity to nucleic acid base depending on the amino acid composition of peptide

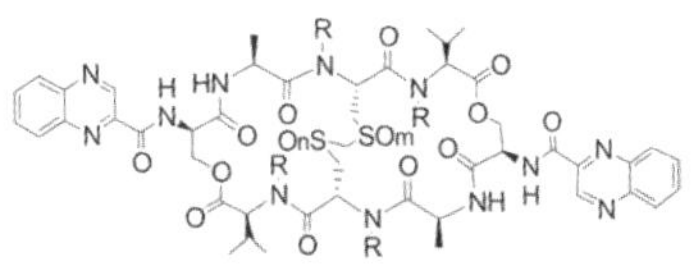

1a, R=CH$_3$, n=m=0 **2a**, R=CH$_3$, n=1, m=0
1b, R=H, n=m=0 **3a**, R=CH$_3$, n=m=1
1a, R=CH$_3$, n=m=0 **4a**, R=CH$_3$, n=m=2
1b, R=CH$_3$, n=m=0 **4b**, R=H, n=m=2

Figure 2. Structure of new quinoxaline antibiotics.

backbone or the nature of central cross-bridge. Echinomycin, SW-163G, UK-63052, and thiocoraline bind preferably to 5′-CG in the DNA minor groove, whereas luzopeptin A, sandamycin, and triostin A display 5′-AT selectivity[18]. Of these, echinomycin was screened/proven to be the feasible compound for clinical trial against solid cancer[19]. Still, continuous chemical or biosynthetic approach has been underway to seek the lead natural intercalators to be superior to echinomycin.

Synthesis of echinomycin derivatives and analogues

Despite clinical trial and failure of echinomycin, there was no chemical improvement. To overcome this drawback, we prepared more polar modified echinomycin (derivative and analogue type)[20,21]. Various modified-echinomycin such as methyl sulfonium perchlorate (1; Me-Ech), monosulfoxide (2), disulfoxide (3), and sulfone (4) were synthesized (Figure 1). In addition, echinomycin or such an echinomycin analogue with a methylenedithioether moiety has been first synthesized. In order to study the biological activities of echinomycin analogues, a series of new quinoxaline antibiotics (1-4) containing thioether and sulfoxide and sulfone moiety have been prepared (Figure 2). New analogues (1a, 1b) were achieved from cyclic octa-

Table 1. General properties of echinomycin compounds.

Properties	Compounds		
	Echinomycin (Ech)	Ech derivative (Me-Ech)	Ech analogue (YK-2000)
Inhibition on immune cell activation	++	N.D[a]	++
General toxicity	+++	++	+
Hydrophobicity (Solubility)	+++	++	+

[a]Not done
+: Less effective
++: Moderately effective
+++: Highly effective

Table 2. Antitumor properties of echinomycin compounds.

Properties	Compounds		
	Echinomycin (Ech)	Ech derivative (Me-Ech)	Ech analogue (YK-2000)
Cytotoxicity on cancer cells in vitro	+++	+++	+
In vivo antitumor activity	++	+++	N.D[a]
Apoptosis activity	+	++	+++
Signaling pathway in apoptosis	MAPK (ERK) Caspase 3, 9 NF-κB	MAPK (ERK) Caspase (?)	MAPK (P38, SAPK/JNK) Caspase (?)
Clinical trial	Phase II	Preclinical	Preclinical

[a]Not done
+: Less effective
++: Moderately effective
+++: Highly effective

depsipeptide by consecutive steps, that is, reductive cleavage of disulfide by NaSeH (*N*), methylene (Me) insertion to an S-S bridge between two *N*-Me cysteine residue by tetra-n-butylammonium fluoride (TBAF) in CH_2Cl_2, removal of carboxybenzyl (Cbz) and acylation with quinoxalyl chloride. Based on previous 3D study about echinomycin and triostin A, methylene inserted disulfide bond might be postulated to reduce cytotoxicity of echinomycin. To increase solubility of echinomycin analogues, they were oxidized by meta-Chloroperoxybenzoic acid (m-CPBA) or dimethyldioxirane. The general properties of echinomycin compounds are summarized in Table 1.

Anti-tumor activities of echinomycin compounds

With the modified echinomycin derivatives, in vitro cytotoxicity as well as in vivo anti-tumor activities were evaluated against P388 murine leukemia. Particularly Me-Ech exhibits the most excellent in vitro cytotoxicity as well as in vivo anti-tumor activity[7]. IC_{50} of Me-Ech against B16 mouse melanoma and SNU16 human gastric cancer were lower than that of echinomycin. Prior to in vivo experiment using modified echinomycin derivatives, we examined the in vivo therapeutic dose-range. Me-Ech (1) increased the life time of P388 leukemic mice at the range of test doses (0.03 mg/kg-1 mg/kg). Besides, Me-Ech within the therapeutic dose (0.06 mg/kg-1 mg/kg) revealed more potent in vivo anti-tumor activity[8] in B16 tumor model than that of echinomycin. Unexpectedly, LD_{50} value of the compound 1 (1.05 mg/kg) was seven times higher than that of echinomycin (0.15 mg/kg). In summary, Me-Ech has anti-tumor activity with a broad range of effective dose against leukemia and induces an apoptotic response with G1/S phase arrest. Of Echinomycin analogues (1, 2, 3 and 4), echinomycin and YK-2000 (1a) revealed remarkable cytotoxicities against human tumor cell lines HT-29, PANC-1, and BeWO[22]. The anti-tumor properties of echinomycin compounds are synopsed in Table 2. Echinomycin owns broad spectrum anti-tumor activities against a wide array of cancer cell lines such as B16 (murine melanoma), P388 (murine leukemia), SNU-16 (human gastric cancer), HT-29 (human colon cancer), BJ cells (human fibroblast), U251 (human glioma), MCF-7 (human breast cancer), HepG2 (human hepatocellular carcinoma), HeLa (human cervical cancer), RKO (human colon cancer), and Su.86 (human pancreatic cancer) (Table 3)[8,23].

Preclinical and clinical effects of echinomycin for cancer chemotherapy

As seen in Table 4, echinomycin has been pre-clini-

Table 3. Tumor cell lines inhibited by echinomycin treatment in vitro.

Tumor type	Cell line	Treatment
Mouse melanoma	B16	IC_{50} of 6.5×10^{-8} μg/mL
Murine leukemia	P388	IC_{50} of 4.3×10^{-5} μg/mL
Human gastric cancer	SNU-16	IC_{50} of 1.6×10^{-7} μg/mL
Primary human foreskin fibroblasts (tumorigenic)	BJ cells BJ-TERT/LT/ST/RAS^{V12}	5 μg/mL-0.0003 μg/mL
Human colon cancer	HT-29	2 μg/mL
Human glioma	U251	10 μmol/L
Human breast cancer	MCF-7	10 μmol/L
Human hepatoma	HepG2	1-10 nM
Human cervical cancer	HeLa	1-10 nM
Human colon cancer	RKO	2 ng/mL
Human pancreatic cancer	Su.86	2 ng/mL

Table 4. Preclinical and clinical trials of echinomycin.

	Tumor type	Subject	Treatment
Preclinical	Breast, lung, colon, ovarian, renal, endometrial, brain, hepatic, and gastric tumors, sarcoma	Mice	500 μg/kg/inj
	Toxicologic studies on gastrointestinal, hepatic, and lymphoreticular systems	Mice Dog	288-692 μg/kg, 112-254 μg/kg/day 8.9-89.4 μg/kg, 3.4-33.5 μg/kg/day
	Primary myeloid myeloma	Bone marrow isolated MMcells	1 nMole/L for 24 hr
	Acute myeloid leukemia	NOD-SCID xenoxenic mouse model	0.01-10 nMole/L (in vitro), 10 μg/kg intravenous injection daily for 5 day 2 day rest then cycle repeated once
	Squamous carcinoma	Nude mice	0.001 μM intravenous injection every other day perioperative and postoperative
	Acute myeloid leukemia	Mice	10 μg/kg, 5 intraperitoneal injections every other day
	Intractable thyroid cancer	Orthotropic surgical mouse model	50 μg/kg intraperitoneal injections every other day
	Canine lymphoma	Dog, xenograft NOD/SCID mice model	1-30 nM
Clinical	Ovarian tumor	Twenty-two patients	1,500 μg/m^2 every 4 weeks
	Squamous cell carcinoma of the cervix	Twenty-eight patients	1,500 μg/m^2 every 4 weeks
	Soft tissue sarcomas	Thirty-four patients	1,200 μg/m^2, intravenously, weekly for 4 weeks, followed by a two week rest period
	Breast cancer	Twenty-five women	1,200 μg/m^2, intravenously, weekly for 4 weeks followed by a two week rest period
	Metastatic squamous cell carcinoma of the cervix	Nineteen patients	1,500 μg/m^2 every 4 weeks
	Metastatic nonsquamous cell carcinoma of the cervix	Eighteen patients	1,500 μg/m^2 every 4 weeks
	Glioblastoma multiforme	Twenty patients	1,200 μg/m^2
	Anaplastic astrocytoma	Ten patients	1,200 μg/m^2
	Metastatic nonsmall cell lung carcinoma	One hundred thirty-six patients	1,200 μg/m^2

cally or clinically used as an anti-cancer agent against various animal or human cancers respectively. Phase I trials of echinomycin have been reported since 1983. Before clinical trial, in vitro testing of anti-tumor activity using surgical explants of human tumors into nude mice showed that echinomycin was active against 1 of 7 breast cancers, 2 of 7 lung cancers, 1 of 6 colon cancers, 4 of 9 ovarian cancers, 1 of 8 endometrial cancers, 1 of 8 renal cancers, 1 of 2 brain tumors, 1 of 2 hepatocellular carcinomas, 1 of 1 gastric cancer, and 1 of 2 sarcoma[24-28]. Two of 22 patients with recurrent ovarian carcinoma, who had initial chemotherapy with cisplatin were treated with echinomycin, completely responded to echinomycin at a dosage of 1,500 μg/m^2 every 4 weeks, and echinomycin showed potentiality as salvage therapy of advanced cancer[6]. In case of recurrent squamous-cell carcinoma of cervix, 2 of 28 patients who had prior chemotherapy, showed partial responses to echinomycin at a same dosage as ovarian carcinoma. However, none of 34 patients with advanced soft tissue sarcomas responded to echinomycin[27], and only 1 of 25 women with advanced breast cancer had a partial response, showing no significant anti-tumor activities in these patients. One of 19 patients with metastatic squamous cell carcinoma of cervix, who did not receive a prior chemotherapy, partially responded to echinomycin, and 1 of 18 patients with metastatic non-squamous cell carcinoma of cervix, of whom only 7 patients received prior chemotherapy, completely responded to echinomycin, displaying minimal activities in chemotherapy-naïve patients. Echinomycin showed a partial remission in 1 of 35 patients with central nervous malignancies (such as glioblastoma multiform and anaplastic multiform)[29]. When the effects of echinomycin against metastatic non-small cell lung carcinoma were compared with cisplatin plus etoposide, or trimetrexate, the differences of the response rates between these three regimens were not statistically significant. Toxicological studies of echinomycin in mice and dogs revealed that therapeutic dose range was 288-692 μg/kg for mice and 8.9-89.4 μg/kg for dogs, respectively and the major toxicities that affect the gastrointestinal, hepatic and lymphoreticular systems were reversible[30]. On hematological cancer, echinomycin cured the mice transplanted with relapsed acute myeloid leukemia (AML)[31]. Moreover, bone marrow stem cells from the cured mice displayed normal composition and functions of hematopoietic stem cells (HSCs). Emerging report showed that echinomycin could reduce acute graft-versus-host disease (aGVHD) through via coordinating donor Treg development and alloantigen-specific Th17 and Th1 responses[32].

Newer action mechanisms of echinomycin compounds

Classically, it was believed that the cytotoxic mechanism of echinomycin on eukaryotic cell might be ascribed to irreversible DNA binding to target cell. Contrary to this belief, we found that echinomycin and its analogues are able to induce apoptosis of cancer cells via signal pathway[7,8,33,34]. This signaling study verified that 1) activation of MAPKs in target cells is critical for quinoxaline compound-induced apoptosis, 2) caspase is one of the pivotal stream activators of this pathway, and 3) NF-κB events triggered by echinomycin and YK-2000 is essential for apoptosis induction. This study suggests that echinomycin compounds might deserve a great attention as a lead anti-cancer drug. Given activity against prokaryotes, echinomycin shows excellent anti-methicillin resistant *Staphylococcus aureus* (MRSA) and anti-vancomycin-resistant enterococci (VRE) effect. YK-2000 (1a) is active against VRE within minimal inhibitory concentration (MIC) range of 0.5-8 μg/mL (cf. echinomycin: 0.25 μg/mL). Given these, we speculate that echinomycin compounds are able to exert their anti-tumor and anti-microbial activities to the binding ability to DNA via bifunctional intercalation and signaling inhibition. To our amazement, cumulative evidences have shown that echinomycin is one of the most potent inhibitor of hypoxia-inducible factor-1 (HIF-1) DNA-binding, and proven to be a specific inhibitor of HIF-1α. Echinomycin inhibited binding of HIF-1 proteins to canonical hypoxia-responsive element sequence in a sequence-specific fashion and did not inhibit binding of them to activator protein-1, or nuclear factor-kappa B consensus sequences[11]. HIF-1 is a transcription factor that mediates cell signaling of mammalian cells growing at low oxygen concentrations and plays an essential role in cellular and systemic responses to hypoxia. Since the large regions of hypoxia exist within many solid tumors, HIF-1 tends to be overexpressed in the majority of solid tumors including bladder, brain, breast, colon, ovarian, pancreatic, prostate, and renal tumors[35]. Therefore, in case of HIF-1 or HIF-1α overexpressed tumors, HIF-1 blockage may be a newer facet of echinomycin action. Compelling evidences hints that multi-trophic effects of HIF-1α on cancer are deeply implicated in the process of angiogenesis, apoptosis, autophagy, cancer stem cell (CMC), escape, invasion, metastasis, drug-resistance, and mutation[36]. For example, since leukemia stem cells are more dependent on the HIF-1α pathway than normal hematopoietic stem cells (HSCs), inhibition of the HIF-1α pathway would be an effective target against CML. Further, echinomycin-mediated inhibition of HIF suppressed leukemia cell growth by suppressing NOTCH and mammalian target of rapamycin (mTOR) expression and signaling[37]. Besides, it was reported that FK506 binding protein (FKBP) and is a target for echinomycin binding[38]. Synthesizing these, echinomycin may have multiple effects on HIF signal path by way of direct inhibition and NOTCH, mTOR, and FKBP. Collectively, we conclude that anticancer mechanism of echinomycin is DNA intercalation and signal inhibition (HIF-1α dependent, and HIF-1α independent).

Anti-microbial activities of echinomycin compounds

At the time of echinomycin development for anti-cancer clinical trial, there were fewer reports on the anti-microbial activities of echinomycin. In the middle of Streptomyces culture filtrates using *Staphylococcus aureus* (*S. aureus*), we found potent activities of echinomycin. Thus, we investigated anti-bacterial activities of echinomycin and its analogues against gram-positive bacteria such as enterococci and *S. aureus*. In the tests using 93 clinical isolates of vancomycin-resistant enterococci (VRE), echinomycin and its synthetic analogue YK2000 (1a) showed excellent anti-VRE activities[9]. The MIC_{50} and MIC_{90} of echinomycin and YK2000 (1a) ranged from 0.06 mg/L to 8 mg/L, and the MBC/MIC_{90} ratios for echinomycin and YK2000 (1a) were 2 and 4, respectively. However, another synthetic analogue of echinomycin, YK2005 showed weak anti-VRE activities as it had the MIC_{50} and MIC_{90} of 32 mg/L and the MBC/MIC_{90} ratio of more than 8. In time-kill assay performed to measure bactericidal activities, echinomycin, YK2000 (1a), and YK2005, in the order named, were effective for killing the VRE cells. It was suggested that YK2005, which has the increased polarity as compared with echinomycin, showed the decreased anti-VRE activities owing to the changes of bis-intercalation capabilities of the drug in course of bacterial DNA biosynthesis. The anti-bacterial effects of echinomycin against *S. aureus* were examined through in vitro and in vivo tests using 136 clinical isolates, 118 of which were methicillin-resistant *S. aureus* (MRSA) and 18 of which were methicillin-susceptible *S. aureus* (MSSA)[36]. The MICs of echinomycin for both MRSA and MSSA ranged from 0.06 mg/L to 0.5 mg/L, and its MBCs ranged from 0.125 mg/L to 0.5 mg/L, which were significantly lower than those of vancomycin. Time kill assay also indicated that echinomycin was more potent than vancomycin by showing bactericidal activities even at 1/4×MIC. Time-kill effect of echinomycin increased in a time- and dose-dependent fashion. In vivo anti-staphylococcal activities of echinomycin were evaluated using a mouse model of acute systemic infection. The ED_{50}s of echinomycin against infections by two MRSA and two MSSA strains ranged from 0.5 mg/kg to 1.3 mg/kg, which were at least 7-fold lower than those of vancomycin. There were no significant differences in anti-staphylococcal activities of echinomycin between the MRSA and MSSA strains. Castillo and co-workers compared the anti-bacterial activities of echinomycin against various virulent gram positive bacterial strains with those of kakadumycin A, a compound that is produced from an endophytic streptomycete and chemically related to echinomycin[37]. Kakadumycin A was equal to or twice as active as echinomycin against most gram-positive bacteria tested, such as *S. aureus*, *Enterococcus faecalis*, and *Listeria monocytogenes*. However, in the case of *Bacillus anthracis*, kakadymycin A was four to five times more potent than echinomycin. Both echinomycin and kakadumycin A were equal to or more potent than vancomycin against all gram-positive bacteria tested, and were less active against *Shigella dysenteriae*, a gram-negative bacterium. They also tested anti-malarial activities of echinomycin and kakadymycin A using *Plasmodium falciparum*, a malarial parasite. Both echinomycin and kakadumycin A were active against this parasite, and echinomycin displayed better anti-malarial activity than kakadumycin A[39]. IC_{50} value of echinomycin and kakadymycin A against *Plasmodium falciparum* were 4.08±0.1 ng/mL and 7.04±0.12 ng/mL, respectively. The range of their LD_{50} was 7-10 ng/mL, which was within the range of chloroquine that is about 7 ng/mL. The anti-viral effects of echinomycin were reported against influenza virus and human immunodeficiency virus-1 (HIV-1)[40]. Minor *et al.* investigated the compounds that specifically inhibit influenza virus multiplication, and classified them into four groups according to their effects on the synthesis of the virus proteins[41]. Group 3 antibiotics such as echinomycin, mithramycin, and actinomycin D inhibited viral protein synthesis such as hemagglutinin, neuraminidase, and M protein at a lower critical concentration, but do not inhibit cellular protein synthesis even though at high concentrations. Microbial fermentation extracts were screened for inhibitory activities of HIV-1 Tat transactivation by Jayasuriya *et al.* and five diverse classes of natural products that inhibited Tat transactivation with IC_{50} values ranging from 0.0002 to 100 μM were identified[40]. Of these inhibitors, UK-63598, quinoline bicyclic octadepsipeptide was the most potent and inhibited Tat transactivation with an IC_{50} value of 0.0002 μM and displayed an IC_{50} value of 0.05 μM in MTS cytotoxicity assay exhibiting a 100-fold therapeutic windows. Echinomycin was slightly less active than UK-63598 in the Tat transactivation assay as its IC_{50} was 0.0015 μM, but was twofold more toxic in the MTS

Table 5. Antimicrobial activities of echinomycin compounds.

Microbes	Compounds		
	Echinomycin (Ech)	Ech derivative (Me-Ech)	Ech analogue (YK-2000)
VRE[b]	+++	N.D[a]	++
MRSA[c]	+++	N.D[a]	N.D[a]
MSSA[d]	+++	N.D[a]	N.D[a]
Gram positive bacteria	+++	N.D[a]	N.D[a]
Gram negative bacteria	+++	N.D[a]	N.D[a]
Influenza virus	+++	N.D[a]	N.D[a]
HIV-1[e]	+++	N.D[a]	N.D[a]
Plasmodium falciparum	+++	N.D[a]	N.D[a]
Anti-trypanosomatid (*Trypanosoma cruzi, Trypanosoma bruei*)	+++	N.D[a]	N.D[a]
Anti-leishmanicidal (*Leishmania donovani*)	+++	N.D[a]	N.D[a]
Anti-amoebic	+++	N.D[a]	N.D[a]

[a]Not done; [b]Vancomycin-resistant Enterococci; [c]Methicillin-resistant *Staphyloccoccus aureus*; [d]Methicillin-sensitive *Staphylococcus aureus*; [e]Human immunodeficiency virus-1
+: Less effective
++: Moderately effective
+++: Highly effective

Table 6. Miscellaneous medicinal activities of echinomycin compounds

Activity	Compounds		
	Echinomycin (Ech)	Ech derivative (Me-Ech)	Ech analogue (YK-2000)
HIF[b] suppression	+	N.D[a]	N.D[a]
Inhibition of proliferation of vascular smooth muscle cells	+	N.D[a]	+
Inhibition of restenosis in vivo	+	N.D[a]	N.D[a]
Inhibition of heterotopic ossification	+	N.D[a]	N.D[a]
Inhibition of TF[c] expression	+	N.D[a]	N.D[a]
Anti-thrombosis	+	N.D[a]	N.D[a]
Inhibition of VEGF, an angiogenesis factor in tumor	+	N.D[a]	N.D[a]
Inhibition of adipocyte differentiation, and body weight gain	+	N.D[a]	N.D[a]
Inhibition of equine dermal fibroblasts	+	N.D[a]	N.D[a]
Neuroprotection effects in SH-SY5Y human neuroblastoma cell			
Regulation of Th17 and Treg development	+	N.D[a]	N.D[a]

[a]Not done; [b]Hypoxia inducible factor; [c]Tissue factor
+: effective

assay as its IC_{50} was 0.025 μM, showing narrower therapeutic windows than UK-63598. The anti-microbial activities of echinomycin compounds are summarized in Table 5.

Miscellaneous medicinal activities of echinomycin

Owing to its properties to inhibit the HIF-1 DNA binding activity as well as to be a specific inhibitor of HIF-1α, echinomycin could exert diverse effects on non-tumor target cells other than anti-tumor activities (Table 6). First, on circulatory effects, HIF-1 activates the transcription of genes whose products are required for angiogenesis and glycolysis in low oxygen conditions. The gene encoding vascular endothelial growth factor (VEGF) is one of the many HIF-1 targets[42]. Thus, echinomycin, a HIF-1α inhibitor, could inhibit proliferation of vascular smooth muscle cells. Drug eluting stent (DES) with echinomycin prevented restenosis and thrombosis at bare stent use, indicating that echinomycin suppresses intimal thickening of blood vessels[43]. In another study to apply this property of echinomycin, VEGF-related heterotopic ossification formation was prevented by subcutaneous administration of the drug[44]. In a murine model, echinomycin treatment significantly reduced the bone volume compared to the control group. Anti-pyrogenic effect of echinomycin was also reported, which is carried out through reduction of

LPS-induced secretion of IL-1β and IL-6 by human peripheral blood mononuclear cells (PBMC)[45]. Echinomycin strongly inhibited LPS- and IL-1β-induced tissue factor expression in human umbilical vein endothelial cells and PBMC. These results might explain the results of echinomycin-eluting stent which prevented thrombosis as well as restenosis. On metabolic effects, encouraging data have shown that echinomycin inhibits adipogenesis in 3T3-L1 cells in a HIF-independent manner, thus implying the promising the lead compound against metaflammation[13]. On hormone effects, echinomycin induced apoptosis of ectopic endometriotic stromal cells (eESCs) via suppression of Bcl-2 and Bcl-x, clinically implying therapeutic potential of echinomycin against endometriosis[46]. On fibrosis effects, in equine exuberant granulation tissue (EGT), a fibrotic healing disorder resembling the human keloid, echinomycin reduced the expression of extracellular matrix associated proteins in equine dermal fibroblasts via HIF1, suggesting the potential application against human fibrosis[14]. Contrary to the cytotoxicity of echinomycin, there is a single report about the neuroprotection effects of echinomycin by beta-catenin stabilization in Parkinson's disease model (PD) using SH-SY5Y human neuroblastoma cells[47]. Last, as HIF-1α is intimately associated with the pathogenesis of autoimmune diseases, and HIF-1α regulates Th17 and Treg development, echinomycin may serve as an effective immunotherapeutic target for autoimmune diseases[15].

Conclusion

Collectively, this review highlights the latest toxicological profiling and activities of quinoxaline compounds such as echinomycin, echinomycin derivatives or analogues. Anti-cancer mechanism of echinomycin is DNA intercalation and signal inhibition (HIF-1α dependent, and HIF-1α independent). Non-cancerous effects include master-regulatory activities as anti-microbial, the coordination of circulation, metabolism, fibrosis, and immune balance via mainly HIF-1α . This review casts insights into the activity-based toxicological profiling of echinomycin, further contributing to the therapeutic innovation of advanced quinoxaline compounds against human incurable disease.

Conflict of Interest Yoon-Sun Park declares that she has no conflict of interest, Woon-Seob Shin declares that he has no conflict of interest. Cheol-Su Kim declares that he has no conflict of interest. Chan Mug Ahn declares that he has no conflict of interest. Xu-Feng Qi declares that he has no conflict of interest. Soo-Ki Kim Kim declares that he has no conflict of interest.

Human and animal rights The article does not contain any studies with human and animal and this study was performed following institutional and national guidelines.

References

1. Khan, A. W., Bhaduri, A. P., Gupta, C. M. & Dhar, M. M. Actinomycetes studies. 1. Microbiological synthesis of quinazomycin, an echinomycin analogue containing one quinazol-4-one-3-acetyl residue. *Indian J Biochem* **6**:220-221 (1969).
2. Waring, M. & Makoff, A. Breakdown of pulse-labeled ribonucleic acid and polysomes in Bacillus megaterium: actions of streptolydigin, echinomycin, and triostins. *Mol Pharmacol* **10**:214-224 (1974).
3. Wakelin, S. P. & Waring, M. J. The binding of echinomycin to deoxyribonucleic acid. *Biochem J* **157**:721-740 (1976).
4. Khiat, A., Lamoureux, M. & Boulanger, Y. Structural differences between the free and bound states of the DNA-bisintercalating peptide YSPTSPSY. *J Med Chem* **39**:2492-2498 (1996).
5. Pazdur, R., Haas, C. D., Baker, L. H., Leichman, C. G. & Decker, D. Phase I study of echinomycin. *Cancer Treat Rep* **71**:1217-1219 (1987).
6. Muss, H. B., Blessing, J. A., Baker, V. V., Barnhill, D. R. & Adelson, M. D. Echinomycin (NSC 526417) in advanced ovarian cancer. A phase II trial of the Gynecologic Oncology Group. *Am J Clin Oncol* **13**:299-301 (1990).
7. Park, J. Y. *et al.* Echinomycin and a novel analogue induce apoptosis of HT-29 cells via the activation of MAP kinases pathway. *Pharmacol Res* **50**:201-207 (2004).
8. Park, J. Y. *et al.* Molecular signaling cascade in DNA bisintercalator, echinomycin-induced apoptosis of HT-29 cells - Evidence of the apoptotic process via activation of the cytochrome c-ERK-caspase-3 pathway. *Int J Biochem Cell Biol* **38**:244-254 (2006).
9. Kim, J. B., Lee, G. S., Kim, Y. B., Kim, S. K. & Kim, Y. H. In vitro antibacterial activity of echinomycin and a novel analogue, YK2000, against vancomycin-resistant enterococci. *Int J Antimicrob Agents* **24**:613-615 (2004).
10. Park, Y. S., Shin, W. S. & Kim, S. K. In vitro and in vivo activities of echinomycin against clinical isolates of Staphylococcus aureus. *J Antimicrob Chemother* **61**:163-168 (2008).
11. Kong, D. *et al.* Echinomycin, a small-molecule inhibitor of hypoxia-inducible factor-1 DNA-binding activity. *Cancer Res* **65**:9047-9055 (2005).
12. Thangasamy, A., Rogge, J. & Ammanamanchi, S. Recepteur d'origine nantais tyrosine kinase is a direct target of hypoxia-inducible factor-1alpha-mediated invasion of breast carcinoma cells. *J Biol Chem* **284**:14001-14010 (2009).

13. Yamaguchi, J. *et al.* Echinomycin inhibits adipogenesis in 3T3-L1 cells in a HIF-independent manner. *Sci Rep* **7**:6516 (2017).
14. Deschene, K., Celeste, C., Boerboom, D. & Theoret, C. L. Hypoxia regulates the expression of extracellular matrix associated proteins in equine dermal fibroblasts via HIF1. *J Dermatol Sci* **65**: 12-18 (2012).
15. Guan, S. Y. *et al.* Hypoxia-inducible factor-1alpha: a promising therapeutic target for autoimmune diseases. *Expert Opin Ther Targets* **21**:715-723 (2017).
16. Dawson, S., Malkinson, J. P., Paumier, D. & Searcey, M. Bisintercalator natural products with potential therapeutic applications: isolation, structure determination, synthetic and biological studies. *Nat Prod Rep* **24**: 109-126 (2007).
17. Zolova, O. E., Mady, A. S. & Garneau-Tsodikova, S. Recent developments in bisintercalator natural products. *Biopolymers* **93**:777-790 (2010).
18. Gilbert, D. & Feigon, J. Sequence Specific Conformational Variation in DNA-Echinomycin Complexes. *Biophys J* **57**:A454-A454 (1990).
19. Pazdur, R., Haas, C. D., Baker, L. H., Leichman, C. G. & Decker, D. Phase-I Study of Echinomycin. *Cancer Treat Rep* **71**:1217-1219 (1987).
20. Park, Y. S., Kim, Y. H., Kim, S. K. & Choi, S. J. A new antitumor agent: methyl sulfonium perchlorate of echinomycin. *Bioorg Med Chem Lett* **8**: 731-734 (1998).
21. Kim, Y. B., Kim, Y. H., Park, J. Y. & Kim, S. K. Synthesis and biological activity of new quinoxaline antibiotics of echinomycin analogues. *Bioorg Med Chem Lett* **14**:541-544 (2004).
22. Park, J. Y. *et al.* DNA bis-intercalating agent, echinomycin-induced apoptosis via Bcl-2 dependence pathway in human colon cancer cells. *Mol Cell Toxicol* **4**: 144-149 (2008).
23. Lathan, B. & Von Hoff, D. D. Cytotoxic activity of echinomycin in a human tumor cloning system. *Cancer Drug Deliv* **1**: 191-198 (1984).
24. Foster, B. J. *et al.* Echinomycin - the 1st Bifunctional Intercalating Agent in Clinical-Trials. *Invest New Drugs* **3**:403-410 (1985).
25. Hakes, T., Markman, M. & Phillips, M. A Phase-Ii Trial of Echinomycin in Metastatic Cervix Carcinoma. *Invest New Drugs* **8**:311-312 (1990).
26. Muss, H. B., Blessing, J. A., Baker, V. V., Barnhill, D. R. & Adelson, M. D. Echinomycin (Nsc-526417) in Advanced Ovarian-Cancer - a Phase-Ii Trial of the Gynecologic-Oncology-Group. *Am J Clin Oncol* **13**:299-301 (1990).
27. Taylor, S. A., Metch, B., Balcerzak, S. P. & Hanson, K. H. Phase-Ii Trial of Echinomycin in Advanced Soft-Tissue Sarcomas - a Southwest Oncology Group-Study. *Invest New Drugs* **8**:381-383 (1990).
28. Schilsky, R. L. *et al.* Phase-Ii Study of Echinomycin in Patients with Advanced Breast-Cancer - a Report of Cancer and Leukemia Group-B Protocol 8641. *Invest New Drugs* **9**:269-272 (1991).
29. Taylor, S. A. *et al.* Phase-Ii Evaluation of Echinomycin (Nsc-526417) in Patients with Central-Nervous-System Malignancies - a Southwest-Oncology-Group Study. *J Neurooncol* **15**: 181-184 (1993).
30. Foster, B. J. *et al.* Echinomycin: the first bifunctional intercalating agent in clinical trials. *Invest New Drugs* **3**:403-410 (1985).
31. Wang, Y. *et al.* Echinomycin protects mice against relapsed acute myeloid leukemia without adverse effect on hematopoietic stem cells. *Blood* **124**: 1127-1135 (2014).
32. Yao, Y., Wang, L., Zhou, J. & Zhang, X. HIF-1alpha inhibitor echinomycin reduces acute graft-versus-host disease and preserves graft-versus-leukemia effect. *J Transl Med* **15**:28 (2017).
33. Jeon, H. *et al.* Cytotoxic and apoptotic activities of echinomycin derivative (echinomycin-7) on P388 murine leukemia cells. *J Biochem Mol Biol* **31**:560-564 (1998).
34. Park, J. Y. *et al.* NF-kappa B-dependency and consequent regulation of IL-8 in echinomycin-induced apoptosis of HT-29 colon cancer cells. *Cell Biol Int* **32**: 1207-1214 (2008).
35. Denko, N. C. Hypoxia, HIF1 and glucose metabolism in the solid tumour. *Nat Rev Cancer* **8**:705-713 (2008).
36. Wang, Y., Liu, Y., Malek, S. N., Zheng, P. & Liu, Y. Targeting HIF1alpha eliminates cancer stem cells in hematological malignancies. *Cell Stem Cell* **8**:399-411 (2011).
37. Yonekura, S. *et al.* Effects of the HIF1 Inhibitor, Echinomycin, on Growth and NOTCH Signalling in Leukaemia Cells. *Anticancer Res* **33**:3099-3103 (2013).
38. Singh, V. *et al.* Echinomycin, a potential binder of FKBP12, shows minor effect on calcineurin activity. *J Biomol Screen* **19**: 1275-1281 (2014).
39. Castillo, U. *et al.* Kakadumyçins, novel antibiotics from Streptomyces sp NRRL 30566, an endophyte of Grevillea pteridifolia. *FEMS Microbiol Lett* **224**: 183-190 (2003).
40. Jayasuriya, H. *et al.* Identification of diverse microbial metabolites as potent inhibitors of HIV-1 Tat transactivation. *Chem Biodivers* **2**: 112-122 (2005).
41. Minor, P. D. & Dimmock, N. J. Selective inhibition of influenza virus protein synthesis by inhibitors of DNA function. *Virology* **78**:393-406 (1977).
42. Wu, L., Zhang, Z., Pan, X. & Wang, Z. Expression and contribution of the HIF-1alpha/VEGF signaling pathway to luteal development and function in pregnant rats. *Mol Med Rep* **12**:7153-7159 (2015).
43. Lee, Y. K. *et al.* The short-term effects on restenosis and thrombosis of echinomycin-eluting stents topcoated with a hydrophobic heparin-containing polymer. *Biomaterials* **28**: 1523-1530 (2007).
44. Zimmermann, S. M., Wurgler-Hauri, C. C., Wanner, G. A., Simmen, H. P. & Werner, C. M. Echinomycin in the prevention of heterotopic ossification - an experimental antibiotic agent shows promising results in a murine model. *Injury* **44**:570-575 (2013).
45. Herbert, J. M., Lale, A., Pereillo, J. M., Derocq, J. M.

& Casellas, P. Echinomycin suppresses the pyrogenic effects of endotoxin and interleukin-1 beta in human endothelial cells and peripheral blood mononuclear cells. *Thromb Haemost* **75**:359-362 (1996).
46. Tsuzuki, T. *et al*. Effects of the hypoxia-inducible factor-1 inhibitor echinomycin on vascular endothelial growth factor production and apoptosis in human ectopic endometriotic stromal cells. *Gynecol Endocrinol* **32**:323-328 (2016).
47. Kwon, D. & Liew, H. miRNA profile of neuroprotection mechanism of echinomycin in Parkinson's disease. *Mol Cell Toxicol* **13**:229-238 (2017).

Ref 2

Medical Hypotheses 88 (2016) 46–48

Contents lists available at ScienceDirect

Medical Hypotheses

journal homepage: www.elsevier.com/locate/mehy

Implication of immunokine profiling for cancer staging

Kawngwoo Park [a], Madhusmita Dhupal [b], Cheol-Su Kim [b], Yoon-Sun Park [d], Soo-Ki Kim [b,c,*]

[a] Department of Radiation Oncology, Wonju College of Medicine, Yonsei University, Wonju 26426, Republic of Korea
[b] Department of Microbiology, Wonju College of Medicine, Yonsei University, Wonju 26426, Republic of Korea
[c] Institute of Genomic Cohort, Wonju College of Medicine, Yonsei University, Wonju 26426, Republic of Korea
[d] Department of Microbiology and Institute for Clinical and Translational Research, Catholic Kwandong University College of Medicine, Gangneung 25601, Republic of Korea

ARTICLE INFO

Article history:
Received 25 September 2015
Accepted 19 January 2016

ABSTRACT

Tumor may arise from the dysregulation of immune system, which plays pivotal roles in counteracting tumor colonization, late-stage tumors, and metastases. In the midst of the establishment of cancer *in vivo*, immune cells are activated to release a multitude of immunokines, such as cytokines, and chemokines. Thus, since cytokine levels in tumor bearing host would be differential among local (intratumoral lesion, peritumoral normal tissue), and systemic sample site (serum), these differences might be significantly correlated to prognosis and treatment outcome for cancer patients. Previously, despite small number of patients, we demonstrated the feasibility of this proposition via only cytokine profiling. Based on this, herein we propose that immunokine profiling would be used as a surrogate, predictive tool for cancer staging, and progression.

© 2016 Elsevier Ltd. All rights reserved.

Background

TNM staging system used since 1940s is revealed to have several limitations, although it is developed for mainly malignant solid cancer and maintained by the American Joint Committee on Cancer/Union for International Cancer Control (AJCC/UICC) [1]. For instance, it could not actually reflect the status of the solid or hematologic cancer to predict prognosis, specifically after treatment of chemotherapy or radiotherapy [2,3].

To resolve this issue, Galon proposed that differential immune response against tumor might have prognostic impact [4]. Following his theory that adaptive immune response might influence the cancer, the in-depth analysis of tumor-infiltrating immune cells can predict more accurate prognosis of cancer. This contention was supported by large cohorts study for colorectal cancer [5]. Recently, Hanahan and Weinberg insisted that "avoiding immune destruction" is an emerging hallmark of cancer, in addition to the previously established hallmark of tumor-promoting inflammation [6]. In that context, numerous researches have focused on the development of suitable immune parameter in cancer patient as predictive and prognostic markers to adjuvant therapy including chemotherapy and radiotherapy.

In line, Fridman formulated that tumor growth might be closely linked to the immune contexture defined as the type, density, functional orientation, and location of T lymphocytes within tumor lesion [7]. In brief, this immune contexture requires the interaction between the tumor cells, the immune response, and tumor microenvironment (TME). Following this theory, the variable density and location of these immune cells within tumors between different individuals with the same cancer type might affect clinical outcome. This suggestion was validated by several clinical data [8,9].

Promoting cancer was strongly associated with the disrupted immune balance against cancer, whereas restoring immune balance would slow down cancer progression, evidenced by strikingly increasing infiltration of numerous immunocytes into tumor lesion [10,11]. Despite the conceptual efficacy of two theories, these hold some limitations. Several studies for prognostic impact of immune response revealed some discrepancies because of the complex interplay between host and cancer depending on tumor type, and lesion [12,13]. In short, since the distribution of immune cells varies as tumor type, site, and biologic state, cell-based theory in cancer under highly unstable genomic condition setting has inherent limitations.

Although immune response may reflect host factor against tumor, every tumor owns unique microenvironment. The discrete immunologic information such as immunologic biomarkers of microenvironment would allow for the prediction of prognosis and therapeutic response [7,14]. This prediction has been evolved into the concept of immunoprofiling, which can be defined as

* Corresponding author at: Department of Microbiology, Wonju College of Medicine, Yonsei University, Wonju-si, Gangwon-do 26426, Republic of Korea. Tel.: +82 10 3370 8446; fax: +82 033 732 4446.
E-mail address: kim6@yonsei.ac.kr (S.-K. Kim).

http://dx.doi.org/10.1016/j.mehy.2016.01.005
0306-9877/© 2016 Elsevier Ltd. All rights reserved.

"using an individual's immune system signature to predict the response to therapy" [15].

In tumor bearing host, the panoply of immunocytes are activated to release a multitude of immunokines, such as cytokines, and chemokines. Thus, since cytokine levels in tumor bearing host would be differential among local (intratumoral lesion, peritumoral normal tissue), and systemic sample site (serum), these differences might be significantly correlated to prognosis and treatment outcome for cancer patients. Previously, despite small numbers of colon cancer patients, we demonstrated the feasibility of this proposition via only cytokine profiling [16]. Based on this, we propose that immunokine profiling would be simple and noncellular assay to overview immunoprofiling. Herein immunokine profiling in cancer might be defined as immunokine (cytokine, and chemokine) analysis from local (intratumoral lesion, peritumoral normal tissue), and systemic sample site (serum) for the prediction of prognosis and therapeutic response. Interactions between host and cancer cells result in releasing the panoply of immunokines from different site, which would have their specific signatures, and dynamic states, called immunokine kinetics. However, immunokine assay in cancer has practical and technical difficulties. For instance, since cytokine release following immune response is highly variable and dynamic in half-life and level, precise cytokine quantitation is technically difficult, even in real-time setting. Despite these limitations, the patternized, comparative analysis of immunokine kinetics in cancer patient might significantly contribute to the quantitation of more accurate and delicate tumor states. To overcome these drawbacks, we propose that immunokine profiling would be used as a surrogate, predictive tool for cancer staging, and progression.

The hypothesis

The complexity of immune cell in infiltrating tumor may affect tumor and its microenvironment depending on histological and molecular characteristics. In that context, a comprehensive analysis of the interactions between the core of tumor, tumor margin, and circulating immune cells might be essential to predict cancer prognosis. In line, the elevated systemic inflammatory response might remain worse prognostic in solid tumor, whereas local inflammatory reaction induced by infiltrating cells around the tumor reflects favorable prognosis [17,18]. Consequently in the tumor microenvironment (TME), infiltrating immunocytes such as macrophage, neutrophils, and lymphocytes would elicit immune response like the release of cytokines, chemokines and inflammatory mediators [7]. A plethora of evidence showed that immunokines such as cytokines, and chemokines are able to coordinate immune responses between the infiltrating inflammatory cells and the primary tumor [7,17,19]. This brings us to the hypothesis that immunokine profiling from intratumoral lesion, peritumoral normal tissue and systemic sample site (serum) may be used as a surrogate predictive tool for cancer staging, and progression.

Evaluation of the hypothesis

On this hypothesis, we already reported cytokine profiling of intratumoral, peritumoral lesion, and serum for colorectal cancer [16]. This study demonstrated that cytokine profiles significantly differ between serum, normal mucosa, and tumor. Further, cytokine levels were correlated with pathologic TNM stage and with the marker of systemic inflammation. In detail, higher serum IL-6 and IL-8 levels correlated with poor histology and stage III of TNM system. Another researcher showed statistically significant differences in the serum cytokine levels such as IL-6, MCP (monocyte chemotactic protein)-1, and G-CSF) of breast cancer patients [20], implying that cytokine profiles may be useful for the diagnosis as well as staging of breast cancer. Despite these evidences, there are some limitations to validate this hypothesis: small scale samples, lack of preclinical animal model, and insufficient optimization/standardization of immunokine assay in the context of cost effectiveness. Of note, we partly proved the validity of cytokine profiling in B16 melanoma mice model for the therapeutic effect of AHCC (Active Hexose Correlated Compound) and CpG ODN (oligodeoxynucleotide) [21]. To further overcome these drawbacks, the expansion of cytokine panel with addition of chemokine panel such as Th1-associated chemokines (CXCL9, CXCL10, CXCL11), and the Th2-associated chemokines (CCL17, CCL18 and CCL22) would offer more precise information into host immune status in pre-clinical and clinical setting once designed for multi-time point and sample site in appropriate sized subjects.

Discussion

While TNM classification by AJCC/UICC has been widely accepted for staging of cancer, still there have remained some inconsistencies between the prognosis and TMN stage. In fact, TNM staging system is unable to reflect tumor status in real time mode, specifically after treatment. To resolve this, there is an absolute necessity of developing convincible assay mirroring current status of cancer. To the end, we suggest immunokine profiling to check the cytokine level via multiplex bead array. We speculate that immunokine profiling involving multi-time point, and multi-sample lesion would mirror the dynamic cancer status in pre- and post-treatment, consequently, predicting cancer staging, and progression in the light of immune balance. If this tool is validated, we can coordinate therapeutic strategies, depending upon tumor features and therapeutic response.

Recently, the tumor microenvironment (TME), and T lymphocyte-centered immune response within TME has a crucial role in tumor initiation, tumor progression, and therapeutic responses in cancer patient [22]. In this point, newer immune signature such as the immunoscore, immune contexture, and immunoprofiling has been emerged as a surrogate marker or tool because of higher correlation with cancer progression, and survival than classical TNM system, thereby helping enhance therapeutic decision. However, three theories has inherent limitations: the discrepancy of TME due to tumor heterogeneity, the subjective discordance of protocol, and time-consuming with labor. Further critical point is that these are not able to reflect disease status in real-time fashion.

Our cumulative reports verified that in non-cancer immunotoxicity model, cytokine profiling is best predictor to evaluate ZnO (zinc oxide) and SiO_2 (silicon dioxide) nanoparticle-induced immunotoxicity compared to the classical immunotoxcological parameters [23,24]. In line, in B16 mouse melanoma model, cytokine profiling was effective in proving immune balance following CpG ODN and/or AHCC therapy [21]. However, since these studies are rodent-based, and there is no animal model to reflect human TNM staging, the development of proper animal model compatible with human TNM staging is imperative. Further, large scale, well-designed clinical trial to overcome small scale, heterogeneous samples in previous our clinical data is warranted. Even so, precisely gauging cytokine levels *in vivo* is of high difficulty because of technical limitations such as short half-life of cytokine and tiny amount within detection limit. To overcome these drawbacks, we optimized multiplex bead array, which is a highly sensitive tool for profiling multiple cytokines with fluorescent bead-based system. The fluorescent bead-based detection assay has the benefits such as faster results, lower costs, and smaller sample volume over conventional enzyme-linked immunosorbent assay (ELISA) [25].

Thus, after considering each TME, and tumor features, the designed immunokine profiling might be further strongly correlated with TNM staging system, further conferring precise immunological interpretation (Th1/Th2 polarity, pro-inflammatory/anti-inflammatory polarity, the magnitude of immune tolerance/dysfunction, and pro-/anti-tumorigenicity balance) in cancer patient. This tool might have several advantages over even the cell-based immune signature such as immunoscore: convenience, easy clinical applicability owing to non-cellular assay, clear interpretation, and significant cost-effectiveness. Despite such potential strength, further improvement or innovation would be required. For instance, addition of novel biomarker such as mRNA and microRNA profiles from circulating tumor cells or biologic fluid would be synergistic with protein based-immunokine profiling because microRNAs might regulate the development and functions of diverse innate and adaptive immunocytes and the related cytokine network [26,27].

Collectively, immunokine profiling from intratumoral lesion, peritumoral normal tissue and systemic sample site (serum) may be used as a surrogate predictive tool for cancer staging, and progression, finally synergizing TNM staging system.

Conflict of interest statement

The authors declare no competing financial interests.

Acknowledgments

This work was supported by Basic Science Research Program through the National Research Foundation (NRF) funded by Ministry of Education (NRF-2013R1A1A2012665), South Korea.

References

[1] Denoix P. Not available. Bull Inst Natl Hyg 1946;1:12–7.
[2] Rami-Porta R, Goldstraw P. Strength and weakness of the new TNM classification for lung cancer. Eur Respir J 2010;36:237–9.
[3] Takes RP, Rinaldo A, Silver CE, et al. Future of the TNM classification and staging system in head and neck cancer. Head Neck 2010;32:1693–711.
[4] Galon J, Costes A, Sanchez-Cabo F, et al. Type, density, and location of immune cells within human colorectal tumors predict clinical outcome. Science 2006;313:1960–4.
[5] Pages F, Berger A, Camus M, et al. Effector memory T cells, early metastasis, and survival in colorectal cancer. N Engl J Med 2005;353:2654–66.
[6] Hanahan D, Weinberg RA. Hallmarks of cancer: the next generation. Cell 2011;144:646–74.
[7] Fridman WH, Pages F, Sautes-Fridman C, Galon J. The immune contexture in human tumours: impact on clinical outcome. Nat Rev Cancer 2012;12:298–306.
[8] Curiel TJ, Coukos G, Zou L, et al. Specific recruitment of regulatory T cells in ovarian carcinoma fosters immune privilege and predicts reduced survival. Nat Med 2004;10:942–9.
[9] Bates GJ, Fox SB, Han C, et al. Quantification of regulatory T cells enables the identification of high-risk breast cancer patients and those at risk of late relapse. J Clin Oncol 2006;24:5373–80.
[10] DeNardo DG, Coussens LM. Inflammation and breast cancer. Balancing immune response: crosstalk between adaptive and innate immune cells during breast cancer progression. Breast Cancer Res 2007;9:212.
[11] Bremnes RM, Al-Shibli K, Donnem T, et al. The role of tumor-infiltrating immune cells and chronic inflammation at the tumor site on cancer development, progression, and prognosis: emphasis on non-small cell lung cancer. J Thorac Oncol 2011;6:824–33.
[12] Frey DM, Droeser RA, Viehl CT, et al. High frequency of tumor-infiltrating FOXP3(+) regulatory T cells predicts improved survival in mismatch repair-proficient colorectal cancer patients. Int J Cancer 2010;126:2635–43.
[13] Tosolini M, Kirilovsky A, Mlecnik B, et al. Clinical impact of different classes of infiltrating T cytotoxic and helper cells (Th1, th2, treg, th17) in patients with colorectal cancer. Cancer Res 2011;71:1263–71.
[14] DeNardo DG, Brennan DJ, Rexhepaj E, et al. Leukocyte complexity predicts breast cancer survival and functionally regulates response to chemotherapy. Cancer Discov 2011;1:54–67.
[15] Ascierto PA, Capone M, Urba WJ, et al. The additional facet of immunoscore: immunoprofiling as a possible predictive tool for cancer treatment. J Transl Med 2013;11:54.
[16] Kim YW, Kim SK, Kim CS, Kim IY, Cho MY, Kim NK. Association of serum and intratumoral cytokine profiles with tumor stage and neutrophil lymphocyte ratio in colorectal cancer. Anticancer Res 2014;34:3481–7.
[17] Galon J, Fridman WH, Pages F. The adaptive immunologic microenvironment in colorectal cancer: a novel perspective. Cancer Res 2007;67:1883–6.
[18] Hung HY, Chen JS, Yeh CY, et al. Effect of preoperative neutrophil-lymphocyte ratio on the surgical outcomes of stage II colon cancer patients who do not receive adjuvant chemotherapy. Int J Colorectal Dis 2011;26:1059–65.
[19] Smyth MJ, Cretney E, Kershaw MH, Hayakawa Y. Cytokines in cancer immunity and immunotherapy. Immunol Rev 2004;202:275–93.
[20] Dehqanzada ZA, Storrer CE, Hueman MT, et al. Assessing serum cytokine profiles in breast cancer patients receiving a HER2/neu vaccine using Luminex technology. Oncol Rep 2007;17:687–94.
[21] Ignacio RM, Kim CS, Kim YD, Lee HM, Qi XF, Kim SK. Therapeutic effect of Active Hexose-Correlated Compound (AHCC) combined with CpG-ODN (oligodeoxynucleotide) in B16 melanoma murine model. Cytokine 2015. http://dx.doi.org/10.1016/j.cyto.2015.06.002 [Epub ahead of print].
[22] Rosenberg SA. Progress in human tumour immunology and immunotherapy. Nature 2001;411:380–4.
[23] Kim CS, Nguyen HD, Ignacio RM, et al. Immunotoxicity of zinc oxide nanoparticles with different size and electrostatic charge. Int J Nanomed 2014;9(Suppl 2):195–205.
[24] Ignacio R, Kim C-S, Kim S-K. Immunotoxicity of metal oxide nanoparticle: zinc oxide. Mol Cell Toxicol 2014;10:237–44.
[25] Leng SX, McElhaney JE, Walston JD, Xie D, Fedarko NS, Kuchel GA. ELISA and multiplex technologies for cytokine measurement in inflammation and aging research. J Gerontol A Biol Sci Med Sci 2008;63:879–84.
[26] Yu HW, Sze DM, Cho WC. MicroRNAs involved in anti-tumour immunity. Int J Mol Sci 2013;14:5587–607.
[27] An Y, Hwang S. Toxicology study with microRNA. Mol Cell Toxicol 2014;10:127–34.

equipment, and to Dr. G. E. R. Deacon and the captain and officers of R.R.S. *Discovery II* for their part in making the observations.

[1] Young, F. B., Gerrard, H., and Jevons, W., *Phil. Mag.*, **40**, 149 (1920).

[2] Longuet-Higgins, M. S., *Mon. Not. Roy. Astro. Soc., Geophys. Supp.*, **5**, 285 (1949).

[3] Von Arx, W. S., Woods Hole Papers in Phys. Oceanog. Meteor., **11** (3) (1950).

[4] Ekman, V. W., *Arkiv. Mat. Astron. Fysik. (Stockholm)*, **2** (11) (1905).

MOLECULAR STRUCTURE OF NUCLEIC ACIDS

A Structure for Deoxyribose Nucleic Acid

We wish to suggest a structure for the salt of deoxyribose nucleic acid (D.N.A.). This structure has novel features which are of considerable biological interest.

A structure for nucleic acid has already been proposed by Pauling and Corey[1]. They kindly made their manuscript available to us in advance of publication. Their model consists of three intertwined chains, with the phosphates near the fibre axis, and the bases on the outside. In our opinion, this structure is unsatisfactory for two reasons: (1) We believe that the material which gives the X-ray diagrams is the salt, not the free acid. Without the acidic hydrogen atoms it is not clear what forces would hold the structure together, especially as the negatively charged phosphates near the axis will repel each other. (2) Some of the van der Waals distances appear to be too small.

Another three-chain structure has also been suggested by Fraser (in the press). In his model the phosphates are on the outside and the bases on the inside, linked together by hydrogen bonds. This structure as described is rather ill-defined, and for this reason we shall not comment on it.

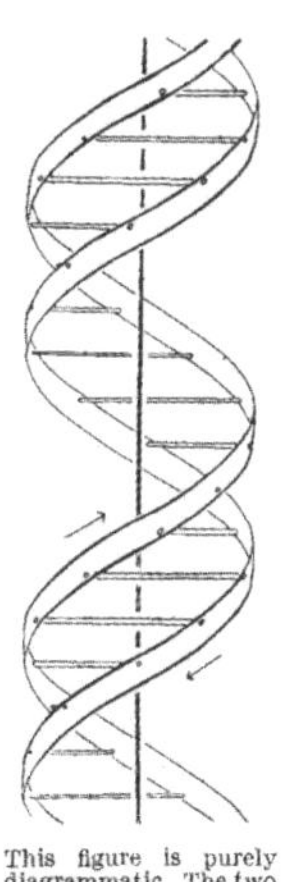

This figure is purely diagrammatic. The two ribbons symbolize the two phosphate—sugar chains, and the horizontal rods the pairs of bases holding the chains together. The vertical line marks the fibre axis

We wish to put forward a radically different structure for the salt of deoxyribose nucleic acid. This structure has two helical chains each coiled round the same axis (see diagram). We have made the usual chemical assumptions, namely, that each chain consists of phosphate diester groups joining β-D-deoxyribofuranose residues with 3′,5′ linkages. The two chains (but not their bases) are related by a dyad perpendicular to the fibre axis. Both chains follow right-handed helices, but owing to the dyad the sequences of the atoms in the two chains run in opposite directions. Each chain loosely resembles Furberg's[2] model No. 1; that is, the bases are on the inside of the helix and the phosphates on the outside. The configuration of the sugar and the atoms near it is close to Furberg's 'standard configuration', the sugar being roughly perpendicular to the attached base. There is a residue on each chain every 3·4 A. in the z-direction. We have assumed an angle of 36° between adjacent residues in the same chain, so that the structure repeats after 10 residues on each chain, that is, after 34 A. The distance of a phosphorus atom from the fibre axis is 10 A. As the phosphates are on the outside, cations have easy access to them.

The structure is an open one, and its water content is rather high. At lower water contents we would expect the bases to tilt so that the structure could become more compact.

The novel feature of the structure is the manner in which the two chains are held together by the purine and pyrimidine bases. The planes of the bases are perpendicular to the fibre axis. They are joined together in pairs, a single base from one chain being hydrogen-bonded to a single base from the other chain, so that the two lie side by side with identical z-co-ordinates. One of the pair must be a purine and the other a pyrimidine for bonding to occur. The hydrogen bonds are made as follows: purine position 1 to pyrimidine position 1; purine position 6 to pyrimidine position 6.

If it is assumed that the bases only occur in the structure in the most plausible tautomeric forms (that is, with the keto rather than the enol configurations) it is found that only specific pairs of bases can bond together. These pairs are: adenine (purine) with thymine (pyrimidine), and guanine (purine) with cytosine (pyrimidine).

In other words, if an adenine forms one member of a pair, on either chain, then on these assumptions the other member must be thymine; similarly for guanine and cytosine. The sequence of bases on a single chain does not appear to be restricted in any way. However, if only specific pairs of bases can be formed, it follows that if the sequence of bases on one chain is given, then the sequence on the other chain is automatically determined.

It has been found experimentally[3,4] that the ratio of the amounts of adenine to thymine, and the ratio of guanine to cytosine, are always very close to unity for deoxyribose nucleic acid.

It is probably impossible to build this structure with a ribose sugar in place of the deoxyribose, as the extra oxygen atom would make too close a van der Waals contact.

The previously published X-ray data[5,6] on deoxyribose nucleic acid are insufficient for a rigorous test of our structure. So far as we can tell, it is roughly compatible with the experimental data, but it must be regarded as unproved until it has been checked against more exact results. Some of these are given in the following communications. We were not aware of the details of the results presented there when we devised our structure, which rests mainly though not entirely on published experimental data and stereochemical arguments.

It has not escaped our notice that the specific pairing we have postulated immediately suggests a possible copying mechanism for the genetic material.

Full details of the structure, including the conditions assumed in building it, together with a set of co-ordinates for the atoms, will be published elsewhere.

We are much indebted to Dr. Jerry Donohue for constant advice and criticism, especially on interatomic distances. We have also been stimulated by a knowledge of the general nature of the unpublished experimental results and ideas of Dr. M. H. F. Wilkins, Dr. R. E. Franklin and their co-workers at

©1953 Nature Publishing Group

King's College, London. One of us (J. D. W.) has been aided by a fellowship from the National Foundation for Infantile Paralysis.

J. D. WATSON
F. H. C. CRICK

Medical Research Council Unit for the Study of the Molecular Structure of Biological Systems,
Cavendish Laboratory, Cambridge.
April 2.

[1] Pauling, L., and Corey, R. B., *Nature*, **171**, 346 (1953); *Proc. U.S. Nat. Acad. Sci.*, **39**, 84 (1953).
[2] Furberg, S., *Acta Chem. Scand.*, **6**, 634 (1952).
[3] Chargaff, E., for references see Zamenhof, S., Brawerman, G., and Chargaff, E., *Biochim. et Biophys. Acta*, **9**, 402 (1952).
[4] Wyatt, G. R., *J. Gen. Physiol.*, **36**, 201 (1952).
[5] Astbury, W. T., Symp. Soc. Exp. Biol. 1, Nucleic Acid, 66 (Camb. Univ. Press, 1947).
[6] Wilkins, M. H. F., and Randall, J. T., *Biochim. et Biophys. Acta*, **10**, 192 (1953).

Molecular Structure of Deoxypentose Nucleic Acids

WHILE the biological properties of deoxypentose nucleic acid suggest a molecular structure containing great complexity, X-ray diffraction studies described here (cf. Astbury[1]) show the basic molecular configuration has great simplicity. The purpose of this communication is to describe, in a preliminary way, some of the experimental evidence for the polynucleotide chain configuration being helical, and existing in this form when in the natural state. A fuller account of the work will be published shortly.

The structure of deoxypentose nucleic acid is the same in all species (although the nitrogen base ratios alter considerably) in nucleoprotein, extracted or in cells, and in purified nucleate. The same linear group of polynucleotide chains may pack together parallel in different ways to give crystalline[1-3], semi-crystalline or paracrystalline material. In all cases the X-ray diffraction photograph consists of two regions, one determined largely by the regular spacing of nucleotides along the chain, and the other by the longer spacings of the chain configuration. The sequence of different nitrogen bases along the chain is not made visible.

Oriented paracrystalline deoxypentose nucleic acid ('structure *B*' in the following communication by Franklin and Gosling) gives a fibre diagram as shown in Fig. 1 (cf. ref. 4). Astbury suggested that the strong 3·4-A. reflexion corresponded to the internucleotide repeat along the fibre axis. The ~ 34 A. layer lines, however, are not due to a repeat of a polynucleotide composition, but to the chain configuration repeat, which causes strong diffraction as the nucleotide chains have higher density than the interstitial water. The absence of reflexions on or near the meridian immediately suggests a helical structure with axis parallel to fibre length.

Diffraction by Helices

It may be shown[5] (also Stokes, unpublished) that the intensity distribution in the diffraction pattern of a series of points equally spaced along a helix is given by the squares of Bessel functions. A uniform continuous helix gives a series of layer lines of spacing corresponding to the helix pitch, the intensity distribution along the *n*th layer line being proportional to the square of J_n, the *n*th order Bessel function. A straight line may be drawn approximately through

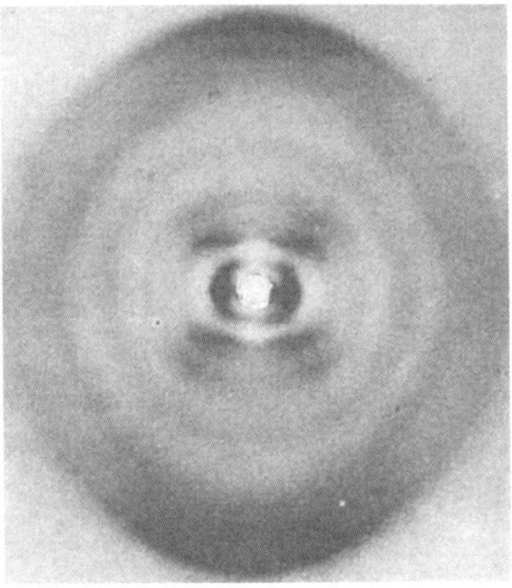

Fig. 1. Fibre diagram of deoxypentose nucleic acid from *B. coli*. Fibre axis vertical

the innermost maxima of each Bessel function and the origin. The angle this line makes with the equator is roughly equal to the angle between an element of the helix and the helix axis. If a unit repeats *n* times along the helix there will be a meridional reflexion (J_0^2) on the *n*th layer line. The helical configuration produces side-bands on this fundamental frequency, the effect[5] being to reproduce the intensity distribution about the origin around the new origin, on the *n*th layer line, corresponding to *C* in Fig. 2.

We will now briefly analyse in physical terms some of the effects of the shape and size of the repeat unit or nucleotide on the diffraction pattern. First, if the nucleotide consists of a unit having circular symmetry about an axis parallel to the helix axis, the whole diffraction pattern is modified by the form factor of the nucleotide. Second, if the nucleotide consists of a series of points on a radius at right-angles to the helix axis, the phases of radiation scattered by the helices of different diameter passing through each point are the same. Summation of the corresponding Bessel functions gives reinforcement for the inner-

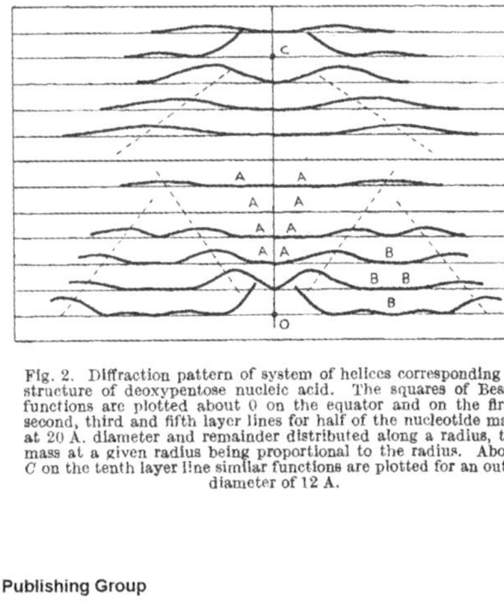

Fig. 2. Diffraction pattern of system of helices corresponding to structure of deoxypentose nucleic acid. The squares of Bessel functions are plotted about 0 on the equator and on the first, second, third and fifth layer lines for half of the nucleotide mass at 20 A. diameter and remainder distributed along a radius, the mass at a given radius being proportional to the radius. About *C* on the tenth layer line similar functions are plotted for an outer diameter of 12 A.

©1953 Nature Publishing Group

Journal of Antimicrobial Chemotherapy (2008) **61**, 163–168
doi:10.1093/jac/dkm421
Advance Access publication 29 October 2007

JAC

In vitro and *in vivo* activities of echinomycin against clinical isolates of *Staphylococcus aureus*

Yoon-Sun Park[1], Woon-Seob Shin[1] and Soo-Ki Kim[2,3]*

[1]*Department of Microbiology, Kwandong University College of Medicine, Gangneung 210-701, South Korea;* [2]*Department of Microbiology, Wonju College of Medicine, Yonsei University, 162 Ilsan-dong, Wonju 220-701, South Korea;* [3]*Institute of Lifelong Health, Institute of Basic Medical Science, Wonju College of Medicine, Yonsei University, Wonju 220-701, South Korea*

Received 1 May 2007; returned 16 July 2007; revised 28 August 2007; accepted 9 October 2007

Objectives: To verify *in vitro* and *in vivo* activities of echinomycin against clinical isolates of *Staphylococcus aureus*, we compared antistaphylococcal activities of echinomycin with those of vancomycin.

Methods: *In vitro* activities (MICs and MBCs) of oxacillin, vancomycin and echinomycin against 18 isolates of methicillin-susceptible *S. aureus* (MSSA) and 118 isolates of methicillin-resistant *S. aureus* (MRSA) were compared. Using four representative isolates of *S. aureus*, time–kill assay and *in vivo* antistaphylococcal activities were assessed. Echinomycin and vancomycin were compared in an *in vivo* mouse infection model.

Results: Echinomycin demonstrated higher *in vitro* activities against MSSA and MRSA strains, exhibiting 2-fold lower MIC_{90}s and 4-fold lower MBC_{90}s than vancomycin. Additionally, time–kill assay indicated that echinomycin is more potent than vancomycin against MSSA and MRSA strains in the context of MICs and MBCs. Using an *in vivo* protection model, it was shown that the 50% effective doses of echinomycin were at least 7-fold lower than those of vancomycin. Therefore, echinomycin displayed excellent protection in mice against acute peritoneal infections caused by both MSSA and MRSA strains.

Conclusions: Collectively, these data indicate that the activity of echinomycin against *S. aureus* strains is at least equivalent to that of vancomycin, regardless of the methicillin resistance of these strains. These promising activities of echinomycin might justify its potential use against infections with *S. aureus* strains resistant to vancomycin. This might be the first report to show that echinomycin possesses antipathogenic staphylococcal activity.

Keywords: antistaphylococcal activities, vancomycin, methicillin resistance

Introduction

Staphylococcus aureus has been recognized as one of the most significant pathogens in community-acquired[1,2] and hospital-acquired infections. In particular, methicillin-resistant *S. aureus* (MRSA) can cause serious nosocomial infections in patients admitted to the intensive care unit.[3,4] Nevertheless, the number of antibiotics available for treating nosocomial infections caused by MRSA is very limited, because these organisms are frequently resistant to many current antibiotics. To date, vancomycin is the drug of choice for treating infections with multi-drug-resistant MRSA strains,[5] although some antibiotics such as linezolid, daptomycin and quinupristin/dalfopristin are under investigation as alternatives to vancomycin.[6] Unfortunately, since 1997 MRSA strains that have a reduced susceptibility to vancomycin have been reported worldwide; eventually, MRSA strains with high-level resistance to vancomycin, vancomycin-resistant *S. aureus* (VRSA), emerged.[7] VRSA retained the vancomycin resistance gene *vanA* that previously only vancomycin-resistant enterococci (VRE) had possessed.[8] Consequently, the development of novel therapeutic antibiotics against MRSA strains with higher resistance is urgently needed.

While screening anti-MRSA substances against clinical isolates of MRSA, we discovered that echinomycin might be active against pathogenic strains of *S. aureus*. Echinomycin has been one of the leading candidates for antitumour agents isolated from the culture broth of *Streptomyces* sp.[9] Echinomycin is the prototypical bis-intercalator, a quinoxaline molecule that binds to DNA by inserting two planar chromophores between the base-pairs of duplex DNA, placing its cyclic depsipeptide backbone in the minor groove.[10] Emerging evidence has shown that echinomyin or DNA bis-intercalator owns novel medico-biological activities such as HIF

*Corresponding author. Tel: +82-33-741-0323; Fax: +82-33-748-2709; E-mail: kim6@yonsei.ac.kr

© The Author 2007. Published by Oxford University Press on behalf of the British Society for Antimicrobial Chemotherapy. All rights reserved. For Permissions, please e-mail: journals.permissions@oxfordjournals.org suppression,[11] transactivator of transcription of HIV binding,[12] anti-VRE activity[13] and antithrombotic activity.[14] In particular, echinomycin showed distinct antimicrobial activities against a variety of Gram-positive bacteria (*Bacillus anthracis*, *S. aureus*, *Streptococcus pneumoniae*, *Listeria monocytogenes* and *Enterococcus faecalis*) and Gram-negative bacteria (*Shigella dysenteriae*),[15] viruses (poliomyelitis virus, HIV and bacteriophage)[12,16,17] and malarial parasite (*Plasmodium falciparum*).[15]

Previously, we reported that echinomycin is active against clinical isolates of VRE.[13] Synthesizing this evidence, we rationally hypothesized that echinomycin would be active against MRSA and methicillin-susceptible *S. aureus* (MSSA). To address this issue, we examined the *in vitro* and *in vivo* activities of echinomycin against clinical isolates of *S. aureus* by employing the MIC and MBC assay, the time–kill assay, as well as an *in vivo* protection model.

Materials and methods

Bacterial strains

A total of 136 clinical isolates of *S. aureus* were collected from three hospitals in Korea. Forty-four of them were obtained from the clinical microbiology laboratory of Yonsei University Medical Center in Seoul, 58 isolates were from the Wonju Christian Hospital in Wonju and 34 isolates were from the Kyungpook National University Hospital in Daegu. All of the isolates had been identified as *S. aureus* by routine laboratory methods in each hospital and were preserved as suspensions in 50% glycerol broth at −80°C.

Antimicrobial agents

Oxacillin, vancomycin and echinomycin were employed to test antistaphylococcal activities. Antimicrobial agents were freshly prepared on the day of use. Oxacillin and vancomycin were purchased from Sigma Chemical Co. (St Louis, MO, USA) and echinomycin was provided by Dr Y. H. Kim (KAIST, Korea).

Animals

Animal experiments were approved by and conducted under the guidelines of the Animal Care and Use established by The Ethics Review Committee of Yonsei Wonju College of Medicine, Wonju, Gangwon, South Korea.

Determination of MICs

The MICs were determined by the 2-fold serial agar dilution method using Mueller–Hinton medium (Difco Laboratories, Detroit, MI, USA).[18] All clinical isolates of *S. aureus* were grown overnight in tryptic soy broth (TSB; Difco) at 37°C. Overnight broth cultures of bacterial suspension were diluted to a concentration of $\sim 10^6$ cfu/mL using fresh TSB. A portion of the dilution was inoculated with a loop onto Mueller–Hinton agar plates containing various concentrations of antimicrobial agents. The final inoculum size was $\sim 10^4$ cfu per spot. When the isolates were tested against vancomycin and echinomycin, the plates were incubated at 37°C for 18 h; however, when they were tested against oxacillin, the Mueller–Hinton medium was supplemented with 4% NaCl and the plates were incubated at 35°C for 24 h. The MIC was defined as the lowest concentration of antimicrobial agent that resulted in the complete inhibition of visible growth.

Determination of MBCs

The MBCs were determined by a broth microdilution method.[18] Overnight broth cultures of the clinical isolates of *S. aureus* were diluted with fresh Mueller–Hinton, and a portion of the dilution was added to the wells containing various concentrations of antimicrobial agents in a 96-well microplate. The final inoculum size of all organisms was $\sim 1 \times 10^6$ cfu/mL, and the plates were incubated at 37°C for 18 h and inspected for turbidity. Growth-negative broths were subcultured onto antimicrobial agent-free plates, which were then incubated for 48 h at 37°C for colony formation. The MBC was defined as the lowest concentration that exhibited 99.9% or more reduction of the numbers of colonies compared with the cfu in the initial inoculum.

Time–kill assay

In vitro bactericidal activities of vancomycin and echinomycin against four representative isolates of *S. aureus* were determined by a time–kill study.[19,20] Overnight broth cultures of test organisms in TSB were diluted to a concentration of 10^5 cfu/mL using fresh broth and then incubated at 37°C with shaking. After 2 h of incubation, antimicrobial agents were added to a final concentration of 1/4×, 1× or 4× the MIC. At 2, 4, 6 and 8 h during the incubation period, duplicate 0.1 mL aliquots were removed from the flasks for the determination of viable cells. Serial 10-fold dilutions of the sample in sterile PBS were spread on drug-free Mueller–Hinton agar plates, and the number of colonies was determined after incubation for 24 h at 37°C. Time–kill curves were constructed over 24 h as the $\log_{10}$ cfu/mL versus time.

Determination of in vivo antistaphylococcal activity

The *in vivo* efficacies of vancomycin and echinomycin against four representative isolates of *S. aureus* were determined by using a mouse model of acute bacterial infection. Test organisms were cultured overnight in TSB at 37°C. The bacterial cells grown to the late exponential phase in TSB were harvested and washed with sterile PBS. Subsequently, the cells were resuspended in sterile PBS, appropriately diluted with the PBS, and mixed with the same volume of 10% gastric mucin (Difco). Four-week-old female ICR mice (Orient Bio Inc., SeongNam, Kyonggi, South Korea) weighing 20–22 g were injected intraperitoneally with a portion of a 0.5 mL dose of the bacterial suspension, which corresponds to 100 times the 50% lethal dose (LD_{50}). Within 3 days after receiving the 100× LD_{50} challenge inoculum, a mortality rate of 100% was produced in all groups of untreated mice. The test antimicrobial agents were administered subcutaneously in a single dose 1 h after inoculation, with 10 mice in each dosage group of antimicrobial agents. The number of surviving mice for each dosage was recorded 7 days after the infection, and the mean effective dose sufficient to protect 50% of the mice (ED_{50})[21,22] was determined from the final survival rates using GraphPad PRISM software (GraphPad Software, Inc., San Diego, CA, USA).

Results

In vitro antistaphylococcal activity

One hundred and thirty-six clinical isolates of *S. aureus* collected from three hospitals were initially screened by dot-blot hybridization using a DNA probe specific for the *mecA* gene. Of these isolates, 118 isolates had a positive reaction to the *mecA*-specific

Table 1. MICs and MBCs of oxacillin, vancomycin and echinomycin for 136 clinical isolates of *S. aureus*

		MIC (mg/L)[a]			MBC (mg/L)[b]		
Organism (no. of tested isolates)	Antimicrobial agent	range	50%	90%	range	50%	90%
Methicillin-susceptible *S. aureus* (18)	oxacillin	1–4	2	2	4–8	8	8
	vancomycin	0.25–1	0.5	1	1–2	1	2
	echinomycin	0.06–0.5	0.125	0.5	0.125–0.5	0.25	0.5
Methicillin-resistant *S. aureus* (118)[c]	oxacillin	64–>512	256	>512	512–>1024	>1024	>1024
	vancomycin	0.25–2	0.5	1	1–2	1	2
	echinomycin	0.06–0.5	0.125	0.5	0.125–0.5	0.25	0.5

[a]50% and 90%, MICs at which 50% and 90% of isolates are inhibited, respectively.
[b]50% and 90%, MBCs at which 50% and 90% of isolates are inhibited, respectively.
[c]Both homogeneous- and heterogeneous-resistant organisms are included.

probe whereas 18 did not react. We regarded the *mecA*-negative isolates as MSSA and the *mecA*-positive isolates as MRSA.

In vitro activities of oxacillin, vancomycin and echinomycin against 18 isolates of MSSA and 118 isolates of MRSA were compared (Table 1). The MICs of vancomycin ranged from 0.25 to 1 mg/L for MSSA isolates and 0.25 to 2 mg/L for MRSA isolates. The MICs of echinomycin for both MSSA and MRSA isolates, which ranged from 0.06 to 0.5 mg/L, were lower than those of vancomycin. Fifty percent of strains were inhibited by a vancomycin concentration of 0.5 mg/L and 90% of strains were inhibited by 1 mg/L for both MSSA and MRSA. Meanwhile, echinomycin inhibited the same proportions of isolates at 4- and 2-fold lower concentrations than vancomycin, respectively.

The MBCs of vancomycin (1–2 mg/L) for both MSSA and MRSA isolates were higher than those of echinomycin (0.125–0.5 mg/L). The MBC_{50}s and MBC_{90}s of vancomycin were 1 and 2 mg/L, respectively, whereas those of echinomycin were 0.25 and 0.5 mg/L, respectively.

Paired *t*-test analyses of Table 1 showed that the mean MIC and MBC of echinomycin for testing MRSA and MSSA are significantly different from those of vancomycin, verifying that echinomycin is more active than vancomycin (data not shown).

Two of the 18 MSSA isolates (W5 and K110) and 2 of the 118 MRSA isolates (Y7563 and K141) were selected so that the bactericidal activities of vancomycin and echinomycin could be further evaluated by time–kill assay (Figures 1–4). Vancomycin at 1/4× the MIC was clearly inactive against W5, a MSSA isolate, and Y7563, a MRSA isolate (Figures 2a and 4a). By contrast, echinomycin was active even at 1/4× MIC (Figures 2a and 4a) against both strains in a time-dependent manner. It was statistically clear that the time–kill activity of echinomycin is superior to that of vancomycin at the same MIC. When K110 (another MSSA isolate) and K141 (another MRSA isolate) were tested by the time–kill assay, vancomycin and echinomycin displayed similar bacterial kill patterns as against W5 and Y7563 (data not shown). No significant differences were observed between the MSSA and MRSA isolates with respect to the bactericidal activities of echinomycin.

In vivo antistaphylococcal activity

The protective effects of echinomycin against experimental systemic infections caused by clinical isolates of *S. aureus* in mice were compared with those of vancomycin (Table 2). The same isolates used in the time–kill study were employed for the *in vivo* experimental infection model. Vancomycin was administered to each dosage group of mice at serial doses ranging from 0.2 to 100 mg/kg; echinomycin was administered at serial doses

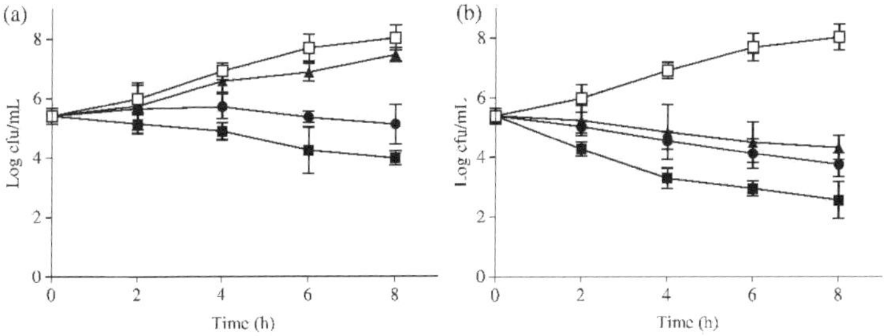

Figure 1. Time–kill curves of MSSA (W5) at 1/4×, 1× or 4× the MIC of vancomycin (a) and echinomycin (b). Untreated control, open squares; 1/4× MIC, filled triangles; 1× MIC, filled circles; 4× MIC, filled squares. Values are the averages of duplicate experiments and error bars indicate the range of values.

ranging from 0.02 to 10 mg/kg because its LD_{50} was calculated as 12.3 mg/kg. The ED_{50}s of vancomycin and echinomycin against infections by W5 were 9.6 and 1.3 mg/kg, respectively, which showed that the ED_{50} of echinomycin was ~7-fold lower than that of vancomycin. The ED_{50}s of echinomycin against infections by K110, Y7563 and K141 were ~11-, 16- and 13-fold lower than those of vancomycin, respectively. There were no significant differences between the MSSA and MRSA isolates regarding the ED_{50}s of echinomycin for therapy of acute systemic infections.

Discussion

This study clearly demonstrates through three ways that echinomycin is active against clinical isolates of *S. aureus* (MRSA and MSSA) both *in vitro* and *in vivo*. First of all, comparing MIC and MBC values of echinomycin against *S. aureus* demonstrated that echinomycin has excellent activity. Table 1 clearly indicates that in terms of MBC_{50}s and MBC_{90}s of vancomycin and echinomycin, the bactericidal activity of echinomycin against *S. aureus* is 2-fold higher than that of vancomycin. Even though there were small numbers of MSSA in this study, echinomycin showed consistent, excellent bacteriostatic and bactericidal activities compared with vancomycin.

Additionally, the time–kill assay employing two representative strains (W5 and Y7563) clearly showed that echinomycin inhibits bacterial growth even at 1/4× MIC, whereas vancomycin fails to inhibit growth at such a low concentration (Figures 1 and 3). This time–kill effect of echinomycin increased in a time- and dose-dependent fashion. Moreover, these growth-inhibitory patterns were very similar to those of other test strains, K110 and K141 (data not shown). These data strongly support our hypothesis that echinomycin is at least equivalent to vancomycin in terms of MIC and MBC. However, cumulative data have suggested that echinomycin might be less active due to its chemical hydrophobicity and to having a short *in vivo* half-life.[23,24] In that regard, proving the *in vivo* protection or therapeutic efficacy of echinomycin is crucial for translating this study into a clinical trial. To this end, we established a systemic, intraperitoneal infection model using the same strains that were used for the *in vitro* time–kill assay. This model has several advantages, including fair reproducibility and easy manipulation. Even though the strains used in the *in vivo* assay are not standard strains, using clinical isolates may be suitable for comparing the correlation

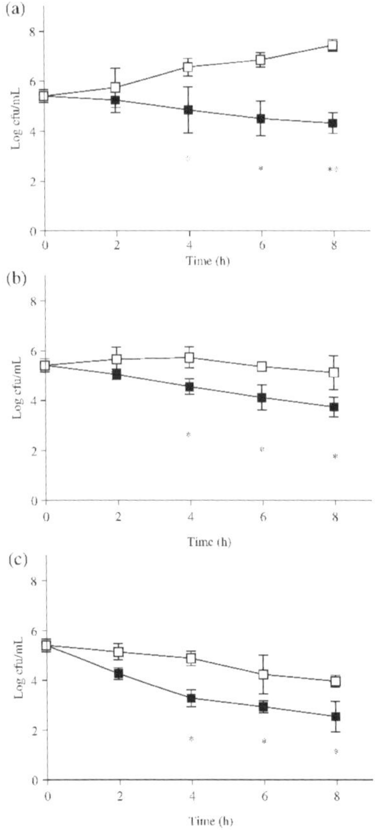

Figure 2. Bactericidal activities of vancomycin and echinomycin against MSSA W5 at 1/4× (a), 1× (b) and 4× (c) the MIC of each drug. The error bars indicate 95% CIs. Vancomycin, open squares; echinomycin, filled squares. Values are the averages of duplicate experiments and error bars indicate the range of values. *$P < 0.05$; **$P < 0.01$.

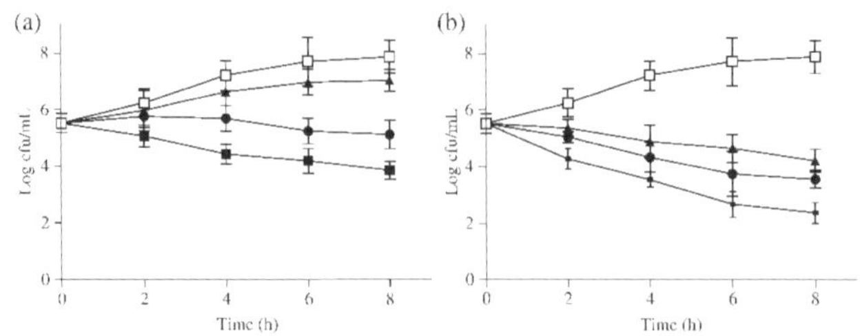

Figure 3. Time–kill curves of MRSA (Y7563) at 1/4×, 1× or 4× the MIC of vancomycin (a) and echinomycin (b). Untreated control, open squares; 1/4× MIC, filled triangles; 1× MIC, filled circles; 4× MIC, filled squares. Values are the averages of duplicate experiments and error bars indicate the range of values.

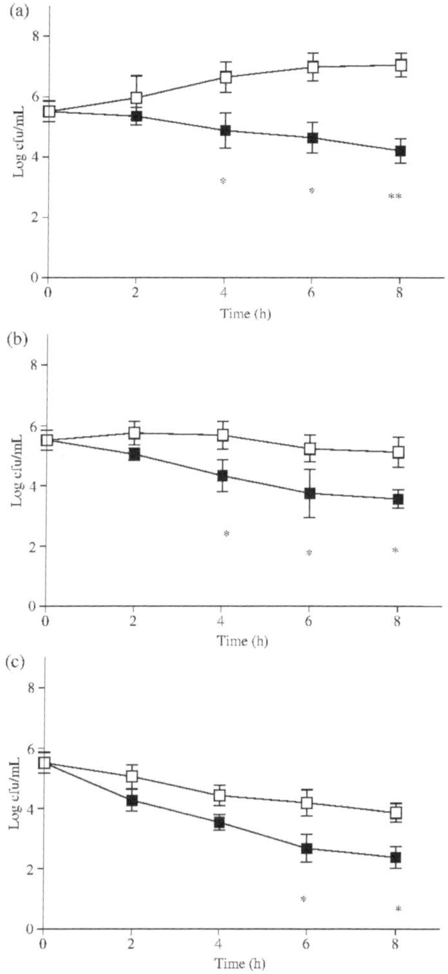

Figure 4. Bactericidal activities of vancomycin and echinomycin against MRSA Y7563 at 1/4× (a), 1× (b) and 4× (c) the MIC of each drug. The error bars indicate 95% CIs. Vancomycin, open squares; echinomycin, filled squares. Values are the averages of duplicate experiments and error bars indicate the range of values. $^*P < 0.05$; $^{**}P < 0.01$.

between *in vitro* and *in vivo* data and for translating this study into the clinic in the future. In light of excellent antitumour activity and tolerable toxicity in preclinical and Phase 1 trials, echinomycin has been used in a Phase II clinical trial for the treatment of solid types of cancer such as colon cancer and ovarian cancer.[25,26] Therefore, we investigated *in vivo* applicability.

Table 2. Protective effects of vancomycin and echinomycin against acute intraperitoneal infections with *S. aureus* isolates in mice

Tested organism	Antimicrobial agent	MIC (mg/L)	ED_{50} (mg/kg)	ED_{50} 95% CIs
W5[a]	vancomycin	1	9.6	3.518–26.48
	echinomycin	0.5	1.3	0.074–23.57
K110[a]	vancomycin	0.5	5.4	1.508–19.78
	echinomycin	0.25	0.5	0.121–2.102
Y7563[b]	vancomycin	0.5	7.7	0.648–91.84
	echinomycin	0.5	0.5	0.047–4.926
K141[b]	vancomycin	0.5	10.7	1.275–89.94
	echinomycin	0.25	0.8	0.045–14.35

[a]Methicillin-susceptible *S. aureus*.
[b]Methicillin-resistant *S. aureus*.

Finally, the *in vivo* ED_{50}s of echinomycin against three test strains were ~4–16-fold lower than those of vancomycin (Table 2). These *in vivo* efficacy data might provide a scientific basis for the usage of echinomycin in intractable staphylococcal infection. Despite excellent antistaphylococcal activities of echinomycin, the underlying germicidal mechanism of echinomycin is still veiled. Considering the *in vitro* and *in vivo* data, the antistaphylococcal activity of echinomycin against MRSA and MSSA is the same, thus suggesting that echinomycin might hold a novel mechanism to circumvent existing resistance mechanisms.

Collectively, these data indicate that the activity of echinomycin against *S. aureus* strains is at least equivalent to that of vancomycin, regardless of the methicillin resistance of the strains. The excellent activity of echinomycin might justify its potential use against infections with *S. aureus* strains that are resistant to vancomycin. This might be the first report to show that echinomycin possesses antipathogenic staphylococcal activity. One of the limitations of this study is the lack of data comparing MICs of echinomycin and anti-MRSA drugs except vancomycin. Further studies to resolve these issues are underway.

Funding

This study was supported by a grant (A050485) of the Korea Health 21 R&D Project, Ministry of Health and Welfare, Republic of Korea.

Transparency declarations

None to declare.

References

1. Witte W, Cuny C, Strommenger B *et al.* Emergence of a new community acquired MRSA strain in Germany. *Euro Surveill* 2004; **9**: 16–8.

2. Crum NF. The emergence of severe, community-acquired methicillin-resistant *Staphylococcus aureus* infections. *Scand J Infect Dis* 2005; **37**: 651–6.

3. El Solh AA, Choi G, Schultz MJ *et al.* Clinical and hemostatic responses to treatment in ventilator-associated pneumonia: role of bacterial pathogens. *Crit Care Med* 2007; **35**: 490–6.

4. Warren DK, Guth RM, Coopersmith CM *et al.* Impact of a methicillin-resistant *Staphylococcus aureus* active surveillance program on contact precaution utilization in a surgical intensive care unit. *Crit Care Med* 2007; **35**: 430–4.

5. Maclayton DO, Hall RG, II. Pharmacologic treatment options for nosocomial pneumonia involving methicillin-resistant *Staphylococcus aureus*. *Ann Pharmacother* 2007; **41**: 235–44.

6. Anstead GM, Owens AD. Recent advances in the treatment of infections due to resistant *Staphylococcus aureus*. *Curr Opin Infect Dis* 2004; **17**: 549–55.

7. Hiramatsu K. Vancomycin-resistant *Staphylococcus aureus*: a new model of antibiotic resistance. *Lancet Infect Dis* 2001; **1**: 147–55.

8. Aires de Sousa M, de Lencastre H. Bridges from hospitals to the laboratory: genetic portraits of methicillin-resistant *Staphylococcus aureus* clones. *FEMS Immunol Med Microbiol* 2004; **40**: 101–11.

9. Ivanitskaia LP, Krugliak EB, Ts M *et al.* Production of echinomycin-like substances by various types of actinomycetes. *Antibiotiki* 1961; **6**: 393–7.

10. Dell A, Williams DH, Morris HR *et al.* Structure revision of the antibiotic echinomycin. *J Am Chem Soc* 1975; **97**: 2497–502.

11. Kong D, Park EJ, Stephen AG *et al.* Echinomycin, a small-molecule inhibitor of hypoxia-inducible factor-1 DNA-binding activity. *Cancer Res* 2005; **65**: 9047–55.

12. Jayasuriya H, Zink DL, Polishook JD *et al.* Identification of diverse microbial metabolites as potent inhibitors of HIV-1 Tat transactivation. *Chem Biodiv* 2005; **2**: 112–22.

13. Kim JB, Lee GS, Kim YB *et al.* *In vitro* antibacterial activity of echinomycin and a novel analogue, YK2000, against vancomycin-resistant enterococci. *Int J Antimicrob Agents* 2004; **24**: 613–5.

14. Lee YK, Hyung Park J, Tae Moon H *et al.* The short-term effects on restenosis and thrombosis of echinomycin-eluting stents topcoated with a hydrophobic heparin-containing polymer. *Biomaterials* 2007; **28**: 1523–30.

15. Castillo U, Harper JK, Strobel GA *et al.* Kakadumycins, novel antibiotics from *Streptomyces* sp. NRRL 30566, an endophyte of *Grevillea pteridifolia*. *FEMS Microbiol Lett* 2003; **224**: 183–90.

16. Minor PD, Dimmock NJ. Selective inhibition of influenza virus protein synthesis by inhibitors of DNA function. *Virology* 1977; **78**: 393–406.

17. Fox KR, Gauvreau D, Goodwin DC *et al.* Binding of quinoline analogues of echinomycin to deoxyribonucleic acid. Role of the chromophores. *Biochem J* 1980; **191**: 729–42.

18. Brown DF, Edwards DI, Hawkey PM *et al.* Guidelines for the laboratory diagnosis and susceptibility testing of methicillin-resistant *Staphylococcus aureus* (MRSA). *J Antimicrob Chemother* 2005; **56**: 1000–18.

19. Hanaki H, Akagi H, Masaru Y *et al.* TOC-39, a novel parenteral broad-spectrum cephalosporin with excellent activity against methicillin-resistant *Staphylococcus aureus*. *Antimicrob Agents Chemother* 1995; **39**: 1120–6.

20. Leuthner KD, Cheung CM, Rybak MJ. Comparative activity of the new lipoglycopeptide telavancin in the presence and absence of serum against 50 glycopeptide non-susceptible staphylococci and three vancomycin-resistant *Staphylococcus aureus*. *J Antimicrob Chemother* 2006; **58**: 338–43.

21. Volund A. Application of the four-parameter logistic model to bioassay: comparison with slope ratio and parallel line models. *Biometrics* 1978; **34**: 357–65.

22. Rothstein DM, Farquhar RS, Sirokman K *et al.* Efficacy of novel rifamycin derivatives against rifamycin-sensitive and -resistant *Staphylococcus aureus* isolates in murine models of infection. *Antimicrob Agents Chemother* 2006; **50**: 3658–64.

23. Park YS, Kim YH, Kim SK *et al.* A new antitumor agent: methyl sulfonium perchlorate of echinomycin. *Bioorg Med Chem Lett* 1998; **8**: 731–4.

24. Kim YB, Kim YH, Park JY *et al.* Synthesis and biological activity of new quinoxaline antibiotics of echinomycin analogues. *Bioorg Med Chem Lett* 2004; **14**: 541–4.

25. Foster BJ, Clagett-Carr K, Shoemaker DD *et al.* Echinomycin: the first bifunctional intercalating agent in clinical trials. *Invest New Drugs* 1985; **3**: 403–10.

26. Chang AY, Kim K, Boucher H *et al.* A randomized phase II trial of echinomycin, trimetrexate, and cisplatin plus etoposide in patients with metastatic nonsmall cell lung carcinoma: an Eastern Cooperative Oncology Group Study (E1587). *Cancer* 1998; **82**: 292–300.